MORBO DI CROHN

100 RICETTE SANE E BUONE

La guida alimentare completa per trasformare
ogni pasto in un alleato del tuo benessere

ALBERTO RICCI

Novus Liber

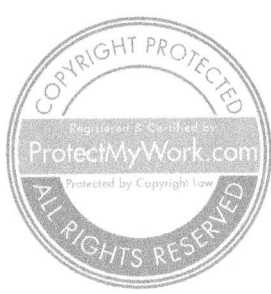

Questo libro è scritto con lo scopo di condividere esperienze personali e informazioni generali relative alla nutrizione e al Morbo di Crohn. Le informazioni contenute non sono intese come consigli medici né sostituiscono in alcun modo la consulenza, diagnosi o trattamento medico professionale. Ogni individuo è unico e potrebbe reagire in modo diverso agli alimenti e ai consigli presentati. È essenziale consultare sempre un medico o un altro professionista sanitario qualificato prima di intraprendere qualsiasi cambiamento nella propria dieta o stile di vita, o se si hanno dubbi o preoccupazioni riguardo alla propria salute.

Crediti fotografici: Depositphotos, Canva Pro

Indice

Risotto alla Zucca e Rosmarino
Crema di Carote e Zenzero
Pasta Integrale con Pesto di Avocado e Spinaci
Minestrone di Verdure con Orzo Perlato
Insalata di Pasta Fantasia
Gnocchi di Patate al Sugo di Pomodoro Delicato
Pasta integrale con zucca, ricotta e salvia
Spätzle con zucca e salvia

SECONDI
Petto di pollo alla griglia con erbe aromatiche
Salmone al vapore con salsa di yogurt e cetriolo
Hamburger di tacchino con lattuga cotta
Tofu marinato e grigliato con salsa di sesamo
Braciole di maiale sottili cotte al forno con mela e zenzero
Frittata morbida con spinaci e feta
Filetto di merluzzo al forno con pomodorini e basilico
Pollo arrosto con patate dolci e broccoli al vapore

CONTORNI
Purè di Patate Morbido
Carote al Vapore
Zucchine Grigliate con Timo
Spinaci Cotti con Aglio Dorato
Insalata di Quinoa con Pomodori Cotti e Basilico

PIATTI UNICI
Polenta Morbida con Champignon Trifolati
Cuscus con Verdure Cotte e Hummus
Polpette di lenticchie al sugo leggero
Omelette di Spinaci al Parmigiano
Casseruola di Pesce Bianco con Riso Basmati
Pasta al forno con ricotta e spinaci
Insalata Tiepida di Orzo, Pollo Grigliato e Verdure al Vapore

4. Gli Snack

Cracker di riso con hummus di carote
Palline di ricotta e miele
Cestini di insalata con pollo e avocado
Barrette di banana e avena
Yogurt greco con miele e semi di lino macinati
Chips di patate dolci al forno
Mini-frittate con peperoni e zucchine
Insalata di quinoa fredda con verdure cotte
Barrette Energetiche di Datteri e Noci
Crostini di patate dolci con avocado
Mini muffin salati alle carote e noci
Tostadas di mais con guacamole delicato
Bastoncini di carota e sedano con salsa allo yogurt

5. La Cena

PRIMI

Zuppa di Lenticchie e Patate Dolci
Penne rigate al pesto di carote e semi di zucca
Crema di patate e porri
Risotto agli asparagi e zafferano
Minestra di quinoa con verdure di stagione
Tagliatelle integrali al pesto di rucola e noci
Crema di zucca con crostini di pane integrale
Spaghetti di riso con broccoli e gamberetti
Risotto alle zucchine e limone

SECONDI

Tacchino arrosto alle erbe con purea di patate
Filetto di orata al forno con erbe aromatiche
Uova strapazzate con spinaci cotti
Branzino al cartoccio con pomodorini e olive
Scaloppine di vitello al limone
Zucchine ripiene con ricotta
Fesa di tacchino con salsa di mirtilli

CONTORNI
Insalata di spinaci baby
Patate al forno con rosmarino
Cavolfiori al vapore alla curcuma
Lattuga romana e carote julienne
Peperoni arrostiti
PIATTI UNICI
Cuscus di Pesce
Casseruola di riso integrale con manzo e verdure
Insalata Ricca con Tonno, Uova e Avocado
Stufato leggero di agnello con verdure
Sformato di patate e salmone
Lasagne vegetariane con zucchine e ricotta
Insalata di riso

6. Il Dessert   35
Mousse al Cacao e Avocado
Gelato di Mirtilli Fatto in Casa
Torta di Carote e Mandorle
Creme Caramel senza Lattosio
Tiramisù Light
Tartellette di Mele e Cardamomo
Sorbetto al Limone
Torta di Riso e Cocco
Pere al Forno con Cannella e Miele
Muffin alla Zucca e Cannella
Gelatina di Frutta al Tè Verde

7. Le Bevande   35
Tisana alla camomilla
Smoothie di mela, carota e zenzero
Acqua di cocco
Infuso di zenzero e limone
Succo di Mela Diluito

Introduzione

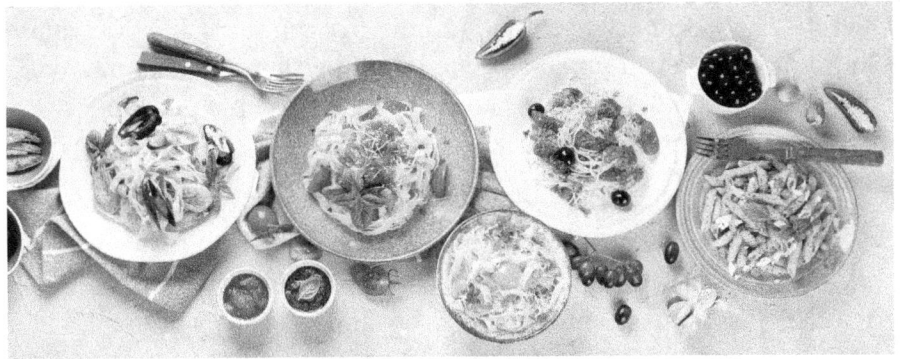

B envenuto in questo viaggio alla scoperta di come la cucina possa diventare il tuo più prezioso alleato nel gestire il Morbo di Crohn. Io stesso convivo con questa malattia da oltre trent'anni e, nel corso del tempo, ho scoperto che una dieta sana ed equilibrata può fare molto per migliorare la qualità della vita.

Il Morbo di Crohn, così come molte altre malattie autoimmuni, sta diventando sempre più comune nella nostra società. Si stima che in Italia le persone affette da queste malattie siano circa 250mila e 5 milioni in tutto il mondo. L'età in cui più frequentemente insorgono va dai 20 ai 40 anni, ma l'esordio può avvenire a qualsiasi età, colpendo uomini e donne in egual misura. Queste condizioni, pur essendo complesse e spesso sfidanti, non significano che dobbiamo rinunciare ai piaceri della tavola. Anzi, il cibo può diventare un potente strumento di gestione e mitigazione dei sintomi, oltre che un prezioso complice nel nostro benessere generale.

In questo libro-ricettario, voglio condividere con voi la mia esperienza, le conoscenze accumulate e, naturalmente, le ricette che ho sperimentato nel corso degli anni e che mi hanno aiutato a vivere una vita sana e gustosa, nonostante la malattia.

Troverete una breve introduzione al Morbo di Crohn, in cui parlerò della malattia stessa e del ruolo fondamentale che la nutrizione può svolgere nel suo management. Esploreremo insieme gli alimenti da prediligere e quelli da evitare, i metodi di cottura più appropriati e vi darò consigli pratici per adattare la dieta alle diverse fasi della malattia.

Uno dei consigli che mi sento di darvi è di tenere un diario alimentare. Questo strumento può essere molto utile per capire quali cibi vi fanno sentire meglio e quali possono scatenare o peggiorare i sintomi. Avere un registro scritto di cosa mangiate e di come vi sentite può aiutare voi, ed il vostro medico, a personalizzare la vostra dieta e a gestire meglio la malattia.

Seguirà poi la parte centrale del libro: il ricettario. Qui troverete una serie di ricette suddivise per pasti della giornata, dalla colazione ai dolci, passando per pranzo, cena, snack e bevande. Ogni sezione avrà una ulteriore suddivisione per facilitare la vostra ricerca e per proporvi un assortimento di piatti vario e appetitoso.

Mi preme sottolineare che, nonostante l'esperienza e le conoscenze che ho accumulato, non intendo in alcun modo sostituirmi al vostro medico o dietologo. Le informazioni e le ricette contenute in questo libro sono il frutto della mia personale esperienza e della mia passione per la buona cucina, ma ogni persona è unica e la malattia può manifestarsi in modi diversi.

Quindi, vi invito a intraprendere questo viaggio culinario con me, sperimentando, adattando e personalizzando le ricette secondo le vostre esigenze e i vostri gusti. Il mondo della cucina offre infinite possibilità e credo fermamente che, anche in presenza di una condizione come il Morbo di Crohn, si possa trovare piacere e soddisfazione nel preparare e gustare cibi deliziosi e nutrizionalmente bilanciati.

Inoltre, vorrei condividere con voi alcuni consigli pratici per la preparazione dei pasti e la loro conservazione. Queste piccole strategie possono fare una grande differenza nella vostra vita quotidiana, aiutandovi a risparmiare tempo e a garantire che abbiate sempre a disposizione opzioni alimentari sane e adatte alle vostre necessità.

Spero che queste pagine possano diventare un utile strumento nella vostra quotidianità e un prezioso alleato nel vostro viaggio verso il benessere. Il cibo può diventare un potente strumento terapeutico, un modo per prendersi cura di sé e una fonte di gioia e soddisfazione.

Ricordate sempre che non siete soli in questo viaggio. La comunità di persone che convive con il Morbo di Crohn è vasta e solidale. Condividere esperienze e consigli può essere di grande aiuto e conforto. Questo libro nasce con questo spirito: non solo un ricettario, ma un punto di incontro e di scambio per chi, come me, vuole fare del cibo un amico, non un nemico.

Buona lettura e... buon appetito!

Morbo di Crohn e Dieta

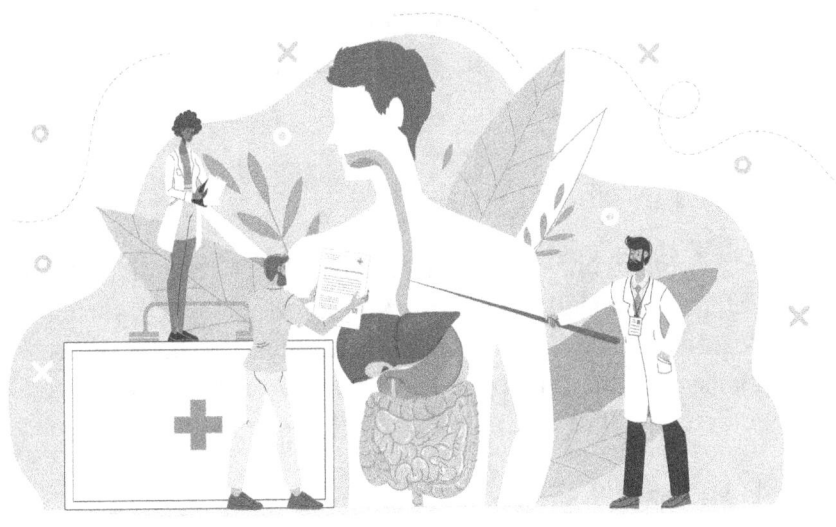

P robabilmente, se avete deciso di leggere questo libro, è perché siete direttamente o indirettamente coinvolti con il Morbo di Crohn. O forse siete qui solo per capire meglio di cosa si tratta. In entrambi i casi, siete nel posto giusto. Inizieremo con una breve panoramica su cosa sia questa malattia, quali siano le sue cause, i suoi sintomi, come viene diagnosticata e i trattamenti disponibili.

Ma soprattutto, vogliamo concentrarci su come possiamo utilizzare la nutrizione come un efficace strumento di gestione del Morbo di Crohn. Alimentarsi correttamente è importante per tutti, ma quando si convive con una malattia come questa, diventa fondamentale. La dieta può influire molto sui sintomi e sulla qualità della vita delle persone affette da Crohn.

Approfondiremo quali alimenti possono essere preferiti e quali invece è meglio evitare, quali metodi di cottura sono più indicati e daremo una serie di consigli pratici per gestire la dieta nel quotidiano. Infine, parleremo di come adattare la dieta alle diverse fasi del Morbo di Crohn, poiché non esiste una "formula magica" quando si tratta di nutrizione e Crohn.

Ricordate, non sono un medico, ma una persona che convive con il Morbo di Crohn da molti anni. Quello che condivido con voi è il frutto della mia esperienza personale, della mia ricerca e della mia passione per la cucina. Perciò, se avete dubbi o domande, vi invito a parlarne con il vostro medico o dietologo.

Che cos'è il morbo di Crohn?

Il Morbo di Crohn è una condizione medica che fa parte di un gruppo di malattie chiamate malattie infiammatorie intestinali (IBD). È caratterizzato da un'infiammazione cronica del tratto digestivo che può manifestarsi in qualsiasi parte di esso, dall'orofaringe all'ano, anche se l'area più comunemente colpita è l'ultima parte dell'intestino tenue e il colon.

La natura esatta delle cause del Morbo di Crohn non è ancora del tutto chiara. Si pensa che possa essere il risultato di una combinazione di fattori genetici, ambientali e un'anomala risposta del sistema immunitario. In pratica, il sistema immunitario del corpo, che di solito protegge da infezioni e altre minacce, inizia erroneamente ad attaccare le cellule sane nel tratto digestivo, causando infiammazione e danni.

Uno degli aspetti più complessi del Morbo di Crohn è che si presenta in modo diverso in ciascun individuo. Alcuni possono avere periodi di remissione, in cui i sintomi scompaiono completamente, seguiti da periodi di riacutizzazione, o "flare", in cui i sintomi tornano. Altri possono avere sintomi costanti, sebbene di diversa natura ed intensità.

È importante sottolineare che, anche se al momento non esiste una cura definitiva per il Morbo di Crohn, esistono molti trattamenti efficaci che possono aiutare a gestire i sintomi e migliorare la qualità della vita delle persone affette.

Ovviamente non è questo il luogo dove entrare nei dettagli di tali terapie. Il trattamento medico è un aspetto complesso e altamente personalizzato di questa condizione, che dovrebbe essere discusso dettagliatamente con il vostro gastroenterologo.

Il nostro obiettivo qui, invece, è di approfondire come l'alimentazione possa influenzare la vita di chi convive con il Morbo di Crohn. Di come certi alimenti possano aiutare a ridurre l'infiammazione e migliorare i sintomi, mentre altri possono provocare o peggiorare un "flare". Di come l'atto del cucinare e del nutrirsi possa diventare un momento di cura di sé, un modo per sentirsi meglio e vivere una vita più sana e soddisfacente.

Ricordate, il cibo non è una cura ma è uno strumento potente che può aiutare a gestire i sintomi e migliorare la qualità della vostra vita.

Il ruolo della nutrizione nel morbo di Crohn

Il Morbo di Crohn, come abbiamo detto, è una malattia infiammatoria intestinale che può presentarsi in modi diversi in individui diversi. Uno degli aspetti più personali e variabili è proprio il modo in cui la dieta influisce sui sintomi di questa malattia.

Per iniziare, è importante sottolineare che la dieta non causa il Morbo di Crohn. Tuttavia, ciò che mangiamo può avere un impatto significativo su come ci sentiamo e su come la malattia si manifesta. Per capire come questo funziona, potrebbe essere utile pensare al nostro sistema digestivo come a un ecosistema. Ogni alimento che introduciamo in questo ecosistema può potenzialmente influire sul delicato equilibrio del nostro intestino.

Ecco alcuni modi in cui la dieta può influenzare i sintomi del Morbo di Crohn:

1. **Alleviare o esacerbare i sintomi**: Alcuni alimenti possono esacerbare i sintomi del Morbo di Crohn, come crampi, gonfiore, diarrea, o stitichezza. Ad esempio, alcuni individui potrebbero riscontrare che cibi molto speziati, grassi o ricchi di fibre insolubili possono aggravare i sintomi. Al contrario, altri cibi potrebbero aiutare ad alleviare questi sintomi. Ad esempio, durante un periodo di fiammata, alimenti blandi e facilmente digeribili come riso bianco, purè di patate o pollo bollito possono essere più tollerati.

2. **Infiammazione**: Alcuni alimenti possono contribuire all'infiammazione nel corpo, un problema centrale nel Morbo di Crohn. Al contrario, ci sono alimenti con proprietà anti-infiammatorie che possono aiutare a ridurre l'infiammazione. Ad esempio, frutta e verdura fresche, pesce ricco di omega-3 come il salmone, e spezie come la curcuma, sono noti per le loro proprietà anti-infiammatorie.

3. **Mantenere una buona nutrizione**: Un aspetto cruciale nella gestione del Morbo di Crohn è l'assunzione sufficiente di nutrienti. A causa dell'infiammazione, l'assorbimento di nutrienti può essere compromesso, il che può portare a carenze. Per questo motivo, è essenziale concentrarsi su una dieta varia ed equilibrata che possa fornire tutti i nutrienti necessari. Ad esempio, includere nel proprio regime alimentare frutta e verdura colorate, cereali integrali, fonti di proteine magre, legumi, noci e semi può aiutare a garantire un apporto adeguato di vitamine, minerali, fibre, proteine e acidi grassi essenziali.

4. **Promuovere la salute intestinale**: La dieta può avere un grande impatto sulla salute del nostro intestino. Ad esempio, la fibra solubile (come quella trovata nell'avena, nelle mele e nelle carote) può aiutare a regolare il transito intestinale e a ridurre l'infiammazione, mentre i probiotici (trovati in alimenti come lo yogurt e altri cibi fermentati) possono aiutare a mantenere un sano equilibrio di batteri nel nostro intestino, una componente chiave per la salute dell'intestino.

5. **Gestire il peso corporeo**: Infine, la dieta può avere un impatto sul peso corporeo, un aspetto che può essere particolarmente importante per le persone con Morbo di Crohn. Alcuni possono lottare con la perdita di peso a causa della perdita di appetito o dell'assorbimento compromesso dei nutrienti. In questi casi, una dieta nutriente ed equilibrata può aiutare a gestire il peso corporeo e a promuovere un senso di benessere generale.

Ora, diamo uno sguardo più da vicino ad alcuni alimenti da preferire e ad altri da evitare quando si convive con il Morbo di Crohn.

Alimenti da preferire e da evitare

Comincio questa sezione facendo una doverosa premessa: quando la malattia è in fase di remissione, cioè quando i sintomi sono assenti o molto attenuati, la scelta degli alimenti può essere più ampia. Questo significa che, a meno che non siate intolleranti o sensibili a certi cibi, potete godervi una varietà più ampia di alimenti senza necessariamente preoccuparvi che possano scatenare i sintomi. Di conseguenza, potete mantenere una dieta bilanciata e nutriente, sempre tenendo presente che ciò che funziona per voi potrebbe non funzionare per un'altra persona e viceversa.

Tuttavia, quando la malattia è in fase attiva, cioè quando i sintomi sono presenti e intensi, può essere utile prestare maggiore attenzione alla scelta degli alimenti. In questi periodi, alcuni cibi potrebbero peggiorare i sintomi o essere più difficili da digerire. Ecco quindi due liste di alimenti: quelli da preferire, che generalmente tendono ad essere più facilmente digeribili e meno irritanti per l'intestino, e quelli da evitare, che potrebbero scatenare o aggravare i sintomi.

Alimenti da preferire:

- Proteine magre: Alimenti come pollo, tacchino, pesce e uova sono generalmente ben tollerati e forniscono una buona fonte di proteine.

- Cereali raffinati: Sebbene i cereali integrali siano generalmente considerati più sani, durante un flare-up di Crohn, i cereali raffinati possono essere più facili da digerire. Questi includono riso bianco, pasta bianca e pane bianco.

- Verdure cotte e pelate: Le verdure sono una parte importante di qualsiasi dieta, ma per le persone con il Morbo di Crohn, alcune potrebbero essere più facili da digerire se cotte e pelate. Ad esempio, le carote, le zucchine e la zucca possono essere ben tollerate quando cotte e pelate.

- Frutta matura senza buccia: Anche la frutta è una componente importante di una dieta equilibrata, ma, come per le verdure, potrebbe essere più facilmente digeribile se è matura e senza buccia.

- Latticini senza lattosio: Per alcune persone con il Morbo di Crohn, i prodotti lattiero-caseari possono causare problemi digestivi. I prodotti senza lattosio o a base vegetale possono essere una buona alternativa.

Alimenti da evitare:

- Cibi grassi e fritti: Questi possono esacerbare i sintomi come la diarrea e il dolore addominale.

- Alimenti piccanti: Anche se deliziosi, possono irritare il tratto digestivo e peggiorare i sintomi.

- Caffeina e alcol: Entrambi possono stimolare l'intestino e peggiorare la diarrea.

- Cibi ricchi di fibre insolubili: Alimenti come cereali integrali, noci, semi e verdure crude possono essere difficili da digerire durante un flare-up.

- Dolci e bevande zuccherate: Possono causare "picchi" di zucchero nel sangue, che possono portare a infiammazione.

Ricordate, tuttavia, che queste liste non sono definitive e possono variare da persona a persona. L'approccio migliore è ascoltare il proprio corpo e identificare gli alimenti che vi fanno sentire al meglio.

Un piccolo assaggio di libertà

Magari hai già sfogliato questo ricettario e ti stai chiedendo: "Ma se alcuni ingredienti sono sconsigliati, perché li vedo nelle ricette?" Buona domanda! Durante i miei esperimenti in cucina, ho scoperto che, durante i periodi di remissione, l'intestino può essere un po' più indulgente. Alcuni ingredienti, pur essendo in teoria sconsigliati, possono essere gustati in piccole dosi senza causare problemi.

Tuttavia, è importante sottolineare una cosa: ogni persona è un universo a sé. Quello che funziona per me potrebbe non funzionare per te e viceversa. Per questo motivo, ogni volta che vedrete uno di questi ingredienti "borderline" nelle ricette, troverete anche una nota: lì vi fornirò non solo un avvertimento, ma anche eventuali alternative. Questo perché credo nella personalizzazione e nel piacere della scoperta: il viaggio gastronomico di ognuno di noi è unico! Siate comunque cauti quando sperimentate ed in caso di dubbio, ricordatevi di consultare sempre il vostro medico di fiducia.

Metodi di cottura

Iniziare a concentrarsi non solo su cosa mangiamo, ma anche su come lo cuciniamo, è stata una delle svolte più significative nel mio percorso di convivenza con il Morbo di Crohn. Mi sono reso conto che alcuni metodi di cottura possono rendere gli alimenti più facilmente digeribili, riducendo così l'impatto sui miei sintomi. Ecco alcuni metodi di cottura che ho trovato particolarmente utili.

1. **Cottura a vapore**: Questo metodo di cottura è delicato e preserva i nutrienti degli alimenti meglio di altri metodi. Per esempio, adoro cucinare a vapore il pesce e le verdure. Questo tipo di cottura aiuta a mantenere la struttura degli alimenti ma li rende più facili da digerire. Unico inconveniente? A volte può risultare un po'

insipido, quindi l'uso di erbe e spezie per aumentare il sapore è una buona idea.

2. **Bollitura**: Un altro metodo che ho trovato molto utile è la bollitura. Cucinare alimenti come pasta, riso e patate in acqua bollente li rende molto facili da digerire. Ricordo un periodo in cui ero in una fase attiva della malattia e il riso bollito era uno dei pochi alimenti che riuscivo a tollerare. La bollitura può però ridurre il contenuto di nutrienti di alcuni alimenti, poiché si dissolvono nell'acqua.

3. **Cottura in forno**: La cottura in forno è un altro metodo che ho trovato molto efficace. Rende gli alimenti morbidi e facili da masticare e digerire. Io adoro la verdura al forno, specialmente la zucca e le patate dolci. Anche il pollo al forno è un grande successo nella mia cucina. La cosa importante è usare poco olio e evitare di cuocere gli alimenti fino a renderli troppo croccanti, il che può renderli più difficili da digerire.

4. **Cottura a fuoco lento**: Ultimo, ma non meno importante, la cottura a fuoco lento. Questo metodo rende gli alimenti incredibilmente teneri e facili da digerire. Mi piace usare la pentola a cottura lenta per preparare zuppe, stufati e altri piatti unici.

E i cibi crudi?

I cibi crudi, come frutta e verdura, sono pieni di nutrienti e fibre, che sono fondamentali per una dieta sana. Ma le fibre possono anche essere difficili da digerire per alcune persone con il Morbo di Crohn, specialmente durante i flare-up. Per alcune persone, mangiare un'insalata ricca di verdure crude potrebbe provocare crampi e disagi digestivi. Per altre, potrebbe non causare problemi.

Ho notato che durante i periodi di remissione, riesco a tollerare una quantità maggiore di cibi crudi. Amo le insalate, soprattutto in estate, e non rinuncio a un buon frutto fresco. Durante i periodi di flare-up, invece, preferisco limitare i cibi crudi e optare per verdure cotte, che risultano più facilmente digeribili.

Un trucco che ho scoperto nel tempo è che alcuni cibi crudi possono essere più facilmente tollerati se vengono preparati in un certo modo. Per esempio, grattugiare le carote o utilizzare un frullatore per fare un frullato di frutta può aiutare a rendere questi alimenti più digeribili.

Ricorda, come sempre, la chiave è ascoltare il proprio corpo e sperimentare per vedere cosa funziona meglio per voi. E, ovviamente, quando mangiate cibi crudi, assicuratevi sempre che siano ben puliti per evitare qualsiasi rischio di infezione.

Consigli pratici per la gestione della dieta

Nel corso degli anni, ho scoperto che la gestione della mia dieta è tanto questione di cosa mangio quanto di come mi organizzo. Sì, ammetto che non è sempre stato facile. Tra impegni lavorativi, famiglia e vita sociale, seguire una dieta specifica può sembrare una sfida impegnativa. Ma con un po' di pianificazione e qualche strategia, ho trovato il modo di farlo funzionare per me. E sono convinto che tu possa farlo anche tu. Ecco alcuni principi che mi hanno aiutato:

1. **Pianificazione**: Questo è stato forse il cambiamento più significativo che ho fatto. Invece di decidere cosa mangiare sul momento, ho iniziato a pianificare i miei pasti in anticipo. Questo non solo mi ha aiutato a fare scelte alimentari più sane, ma ha anche ridotto lo stress di dover pensare a cosa preparare per il pasto successivo.

2. **Preparazione in anticipo**: Quando ho un po' di tempo libero, mi piace preparare in anticipo alcuni pasti o snack. Può essere qualcosa di semplice come una zuppa che posso riscaldare rapidamente, o snack come carote tagliate o hummus. Questo mi ha aiutato a risparmiare tempo durante la settimana e a fare scelte alimentari più sane quando ho fame.

3. **Riconoscere i propri limiti**: Ho imparato a riconoscere quando sto esagerando. Se ho un periodo particolarmente stressante o se la mia malattia sta peggiorando, so che dovrei ridurre i cibi che so

che mi possono dare fastidio.

4. **Portare con sé i propri pasti**: Quando vado a lavorare o quando sono fuori casa per un po' di tempo, cerco di portare con me qualcosa da mangiare. Questo mi permette di avere sempre a disposizione un pasto o uno snack che so che mi fa stare bene.

5. **Ascoltare il proprio corpo**: Questo è fondamentale. Ognuno di noi è diverso. Quello che funziona per me potrebbe non funzionare per te. È importante prestare attenzione a come il tuo corpo reagisce a certi alimenti e adattare la tua dieta di conseguenza.

Mi rendo conto, non è facile. Ma con un po' di impegno e di sperimentazione, puoi trovare un modo per rendere la tua dieta un tuo alleato nel gestire i sintomi.

Consigli per la preparazione dei pasti e la conservazione

La gestione del Morbo di Crohn richiede attenzione e cura, ma con qualche accorgimento e organizzazione, anche il momento della preparazione dei pasti può diventare meno stressante e più efficiente. Una buona pianificazione può aiutarti non solo a risparmiare tempo, ma anche a garantire che tu abbia sempre a disposizione pasti sani e adatti alle tue esigenze. Ecco alcuni suggerimenti che possono aiutarti:

Preparazione dei pasti in anticipo:

1. *Pianifica il menu settimanale:* Dedicare del tempo ogni settimana alla pianificazione dei pasti ti aiuterà a fare la spesa in modo più efficiente, evitando acquisti impulsivi e assicurandoti di avere tutti gli ingredienti necessari.

2. *Batch cooking:* Dedica un giorno alla settimana, magari la domenica, per cucinare in grandi quantità alcune ricette base che potrai utilizzare durante la settimana. Ad esempio, puoi preparare del riso o della quinoa da conservare in frigo e utilizzare come base

per diversi pasti.

3. *Porzionare:* Una volta preparato un pasto, dividi immediatamente le porzioni in contenitori ermetici. Questo ti permetterà di avere sempre pronti pasti bilanciati e nelle giuste quantità.

Gestione degli avanzi:

1. *Rinventa i piatti:* Gli avanzi possono essere trasformati in nuovi piatti. Un avanzo di carne o pesce può diventare parte di un'insalata o di una pasta fredda il giorno dopo.

2. *Etichetta:* Quando metti gli avanzi in frigo o in freezer, utilizza delle etichette con la data di preparazione. Questo ti aiuterà a consumarli mentre sono ancora freschi e a evitare sprechi.

Conservazione:

1. *Contenitori ermetici:* Utilizza contenitori di vetro o plastica alimentare con chiusura ermetica. Questi aiutano a mantenere il cibo fresco più a lungo e a proteggere da contaminazioni.

2. *Organizza il frigo:* Rendi visibili gli alimenti che devono essere consumati prima, posizionandoli nelle zone di facile accesso del frigorifero.

3. *Freezer:* Se hai preparato grandi quantità di cibo, il freezer è un ottimo alleato. Congela le porzioni in sacchetti o contenitori separati, etichettandoli con il nome del piatto e la data.

Altri suggerimenti:

1. *Usa il freezer per le erbe fresche:* Se hai delle erbe aromatiche fresche che stanno per deteriorarsi, tritali e mettile in un po' d'olio in un contenitore per cubetti di ghiaccio, poi congela. Saranno pronte per essere usate quando ti serviranno.

2. *Fa' attenzione alle date di scadenza:* Gira regolarmente i prodotti nella tua dispensa per assicurarti di utilizzare quelli con la data di

scadenza più vicina.

Ricorda che una buona organizzazione in cucina non solo facilita la preparazione dei pasti, ma ti aiuta anche a mantenere una dieta equilibrata, evitare sprechi e goderti al meglio ogni ingrediente.

Mangiare nelle diverse fasi della malattia

Prima di iniziare con le ricette, ci tengo a puntualizzare un concetto fondamentale. Come ho già accennato in precedenza, Il Morbo di Crohn è una malattia caratterizzata da periodi di remissione, quando i sintomi sono lievi o inesistenti, e periodi di flare-up, quando i sintomi sono intensi. Queste diverse fasi possono richiedere approcci diversi alla nutrizione.

Durante i periodi di remissione, la tua dieta può essere più varia. Potresti scoprire che riesci a tollerare una vasta gamma di alimenti, inclusi alcuni che potrebbero aver causato problemi in passato. È un'ottima occasione per riempire il tuo piatto con una varietà di nutrienti, assumendo fibre e proteine, frutta e verdura, cereali integrali e altre fonti di alimenti nutrienti. Io, ad esempio, adoro i mirtilli durante la mia fase di remissione. Sono ricchi di antiossidanti, e non sembrano causarmi problemi.

Durante i periodi di flare-up, invece, potresti aver bisogno di fare più attenzione. Gli alimenti che solitamente tolleri potrebbero diventare improvvisamente problematici. In questi periodi, ho scoperto che mi è molto utile ridurre l'assunzione di fibre e concentrarmi su alimenti facili da digerire. Sostituire frutta e verdura crude con versioni cotte o fatte in purea, preferire cereali raffinati ai cereali integrali, e limitare i cibi piccanti o ad alto contenuto di grassi, può fare la differenza.

Ricorda sempre, però, che in caso di flare-up intenso, è fondamentale rivolgersi al proprio gastroenterologo o dietologo. Potrebbe essere necessario fare ulteriori aggiustamenti alla tua dieta, o seguire un regime dietetico particolare, come una dieta a basso residuo o addirittura una nutrizione enterale per un certo periodo di tempo.

Anche in questo, l'ascolto del tuo corpo è fondamentale. Ricorda, non si tratta di privazione, ma di trovare il modo migliore per nutrire il tuo corpo in ogni fase del tuo viaggio con questo ospite indesiderato.

La Colazione

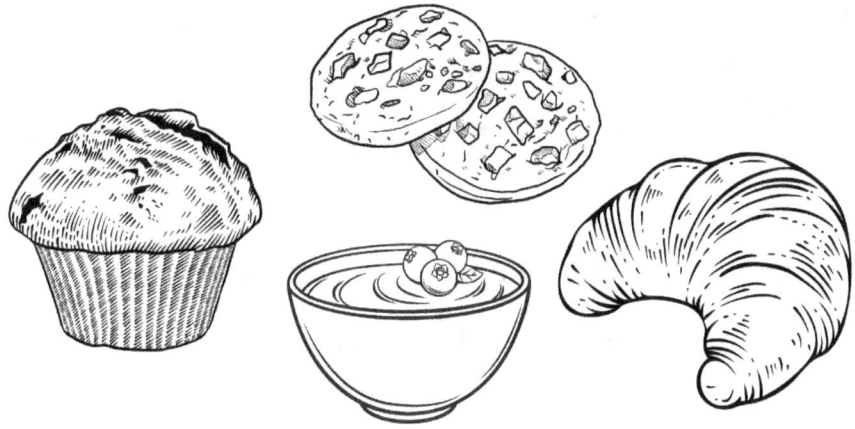

La colazione viene spesso definita come il pasto più importante della giornata, e non senza ragione. Dopo una notte di digiuno, il nostro corpo ha bisogno di energia per affrontare la giornata.

Sappiamo che la tipica colazione italiana tende a essere dolce: un cappuccino o un caffè, accompagnati da biscotti, una fetta di torta o un cornetto. Però, quando si tratta del Morbo di Crohn, potrebbe essere necessario fare qualche aggiustamento. Dovresti optare per opzioni meno ricche di zuccheri e più nutrienti, che forniscono energia costante e non infiammano il tuo intestino.

Ma non preoccuparti, non sto suggerendo di rinunciare al piacere di una buona colazione. Ho sperimentato parecchio e ho scoperto che esistono moltissime opzioni gustose e nutrienti che si adattano a questo scopo. E sì, ci saranno anche dolci!

In questo capitolo, condividerò con te alcune delle mie ricette preferite per la colazione. Si tratta di ricette pensate per essere facilmente digeribili, nutrienti e, naturalmente, deliziose. E se preferisci una colazione salata, non temere, ho pensato anche a te!

Ecco le mie ricette, che spero ti aiuteranno ad iniziare la giornata nel modo giusto. Ricorda che i valori nutrizionali sono approssimativi e possono variare a seconda delle specifiche marche di ingredienti utilizzate.

Porridge di avena con banana cotta e semi di chia

Porzioni: 1 / **Tempo di preparazione:** 15 minuti

Ingredienti:

- 40g di fiocchi di avena senza glutine

- 1 banana matura

- 1 cucchiaino di semi di chia

- 200ml di latte di mandorle o di riso

Istruzioni:

1. Mettere i fiocchi di avena in una pentola con il latte di mandorle o di riso.

2. Portare a ebollizione e cuocere a fuoco lento per circa 10 minuti, mescolando di tanto in tanto, fino a quando l'avena diventa cremosa.

3. Nel frattempo, tagliare la banana a rondelle e cuocerla in una padella antiaderente a fuoco medio fino a quando diventa dorata e caramellata.

4. Versare l'avena cotta in una ciotola, aggiungere le banane caramellate sopra e cospargere con i semi di chia.

5. Servire caldo.

Valori nutrizionali: Calorie: 345 / Proteine: 9g / Carboidrati: 60g / Grassi: 8g / Fibre: 10g

Note: L'avena è una fonte di carboidrati complessi e fibre solubili, che possono essere ben tollerate da molte persone con il morbo di Crohn. Le banane cotte possono essere più facili da digerire rispetto alle banane crude, mentre i semi di chia aggiungono una componente di omega-3 e fibre.

Pancake di banana e farina di riso

Porzioni: 2 / **Tempo di preparazione:** 20 minuti

Ingredienti:

- 2 banane mature
- 100g di farina di riso
- 2 uova
- 1 cucchiaino di bicarbonato di sodio
- Olio d'oliva extra vergine per cuocere

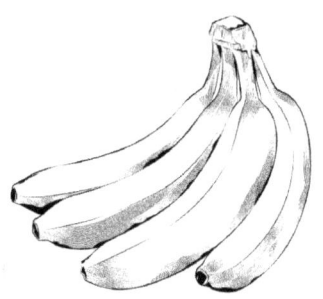

Istruzioni:

1. In una ciotola, schiacciare le banane con una forchetta fino a ottenere una purea.

2. Aggiungere le uova e mescolare bene.

3. Aggiungere la farina di riso e il bicarbonato di sodio, mescolando fino a ottenere un composto omogeneo.

4. Riscaldare un po' d'olio in una padella antiaderente a fuoco medio.

5. Versare un mestolo di impasto nella padella e cuocere fino a quando non si formano delle bollicine sulla superficie del pancake. A questo punto, girare il pancake e cuocere dall'altro lato.

6. Ripetere fino a esaurire tutto l'impasto.

7. Servire i pancake caldi, magari con un po' di miele o frutta fresca se tollerata.

Valori nutrizionali: Calorie: 390 | Proteine: 11g | Carboidrati: 74g | Grassi: 7g | Fibre: 5g

Frittata leggera con spinaci e pomodori cotti

Porzioni: 1 | **Tempo di preparazione:** 20 minuti

Ingredienti:

- 2 uova

- 1 manciata di spinaci freschi

- 1 pomodoro medio

- 1 cucchiaino di olio d'oliva

- Sale e pepe q.b.

Istruzioni:

1. Preriscaldare il forno a 180°C.

2. Lavare e asciugare gli spinaci e il pomodoro.

3. Tagliare il pomodoro a fette.

4. In una padella antiaderente, scaldare l'olio d'oliva a fuoco medio.

5. Aggiungere gli spinaci e cuocere fino a quando non si appassiscono.

6. Nel frattempo, sbattere le uova in una ciotola, aggiungendo un pizzico di sale e pepe.

7. Aggiungere gli spinaci cotti alle uova e mescolare.

8. Versare il composto di uova e spinaci nella stessa padella, aggiungere le fette di pomodoro sulla superficie.

9. Cuocere la frittata per qualche minuto sulla fiamma e poi trasferirla nel forno per circa 10-15 minuti, o fino a quando le uova non sono completamente cotte. Servi la frittata calda o a temperatura ambiente.

Valori nutrizionali: Calorie: 210 / Proteine: 14g / Carboidrati: 4g / Grassi: 15g / Fibre: 1g

Muffin ai mirtilli senza glutine

Porzioni: 1 / **Tempo di preparazione:** 35 minuti

Ingredienti:

- 30g di farina di riso

- 1 cucchiaino di olio di cocco

- 1 uovo

- 1 cucchiaio di zucchero di cocco o altro dolcificante naturale

- 1 pizzico di bicarbonato di sodio

- 30g di mirtilli freschi

Istruzioni:

1. Preriscaldare il forno a 180°C e preparare un pirottino per muffin.

2. In una ciotola, mescolare la farina di riso, l'olio di cocco fuso, l'uovo, lo zucchero di cocco e il bicarbonato di sodio fino ad ottenere un impasto omogeneo.

3. Delicatamente, incorporare i mirtilli all'impasto. A questo punto versa l'impasto nel pirottino per muffin.

4. Cuocere nel forno per circa 20-25 minuti, o fino a quando il muffin non è dorato e un stecchino inserito al centro ne esce pulito. Lasciare raffreddare prima di servire.

Valori nutrizionali: Calorie: 210 / Proteine: 5g / Carboidrati: 25g / Grassi: 10g / Fibre: 2g

Note: I mirtilli sono generalmente considerati sicuri per le persone con il morbo di Crohn e possono fornire antiossidanti benefici.

Yogurt naturale con miele e granola senza glutine

Porzioni: 1 / **Tempo di preparazione:** 10 minuti

Ingredienti:

- 1 tazza di yogurt naturale (senza lattosio se necessario)

- 1 cucchiaio di miele

- 1/4 tazza di granola senza glutine

Istruzioni:

1. Versare lo yogurt in una ciotola o un bicchiere largo.

2. Drizzare il miele sopra lo yogurt.

3. Cospargere la granola sulla parte superiore.

4. Servire immediatamente.

Valori nutrizionali: Calorie: 260 / Proteine: 12g / Carboidrati: 36g / Grassi: 8g / Fibre: 2g

Note: Alcune persone con il morbo di Crohn possono tollerare lo yogurt, mentre altre possono avere problemi con i latticini. In questo caso, esistono valide alternative come lo yogurt di cocco, di riso o di soia.

Biscotti di avena e cannella

Porzioni: 8 / **Tempo di preparazione:** 15 minuti / **Cottura:** 15-18 minuti

Ingredienti:

- 100 g di fiocchi d'avena

- 50 g di farina di riso (o altra farina senza glutine a scelta)

- 1 cucchiaino di cannella in polvere

- 1/2 cucchiaino di lievito in polvere

- 1 pizzico di sale

- 50 ml di olio d'oliva o olio di cocco fuso

- 50 ml di sciroppo d'acero o miele

- 1 uovo

- 1 cucchiaino di estratto di vaniglia

Istruzioni:

1. Preriscalda il forno a 180°C e rivesti una teglia con carta da forno.

2. In una ciotola grande, combina i fiocchi d'avena, la farina di riso, la cannella, il lievito e il sale.

3. In una ciotola separata, mescola l'olio, lo sciroppo d'acero (o miele), l'uovo e l'estratto di vaniglia fino ad ottenere un composto omogeneo.

4. Versa gli ingredienti umidi in quelli secchi e mescola fino ad ottenere un impasto compatto.

5. Con l'aiuto di due cucchiai, preleva porzioni di impasto e disponile sulla teglia, schiacciandole leggermente per dare forma ai biscotti.

6. Cuoci in forno per 15-18 minuti o fino a quando i biscotti saranno dorati ai bordi.

7. Lascia raffreddare sulla teglia per qualche minuto, poi trasferisci su una griglia per farli raffreddare completamente.

Valori Nutrizionali: Calorie: 140 kcal / Proteine: 3 g / Carboidrati: 18 g (di cui zuccheri 7g) / Grassi: 7 g / Fibre: 2 g

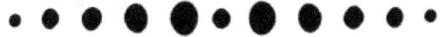

Pane tostato di kamut con avocado schiacciato

Porzioni: 1 / **Tempo di preparazione:** 10 minuti

Ingredienti:

- 2 fette di pane di kamut
- 1 avocado maturo
- Sale e pepe q.b.
- Succo di limone (opzionale)
- Semi di sesamo o semi di lino (opzionali)

Istruzioni:

1. Tosta le fette di pane di kamut in un tostapane o nel forno fino a quando non diventano croccanti.

2. Nel frattempo, taglia a metà l'avocado, rimuovi il nocciolo e schiaccia la polpa in una ciotola con una forchetta.

3. Aggiungi un pizzico di sale e pepe all'avocado schiacciato. Se lo desideri, puoi aggiungere anche un po' di succo di limone per un tocco di acidità.

4. Spalma l'avocado schiacciato sulle fette di pane tostato.

5. Cospargi con semi di sesamo o semi di lino per una croccantezza extra e un apporto aggiuntivo di fibre. Servi immediatamente.

Valori nutrizionali: Calorie: 320 / Proteine: 9g / Carboidrati: 37g / Grassi: 16g / Fibre: 9g

Note: L'avocado può essere troppo ricco di grassi per alcune persone con sintomi gastrointestinali. In alternativa puoi utilizzare l'hummus o un purè di zucca.

Crepes di riso con composta di mele

Porzioni: 1 / **Tempo di preparazione:** 20 minuti

Ingredienti:

- 1/2 tazza di farina di riso

- 1 uovo

- 1/2 tazza di latte (può essere latte di riso o altro latte vegetale)

- 1 mela

- 1 cucchiaio di miele

- 1/2 cucchiaino di cannella

Istruzioni:

1. In una ciotola, mescola la farina di riso, l'uovo e il latte fino a ottenere un impasto liscio.

2. Riscalda una padella antiaderente e versa un mestolo di impasto, distribuendolo in uno strato sottile. Cuoci la crepe per 1-2 minuti per lato, fino a quando non diventa dorata. Ripeti fino a esaurimento dell'impasto.

3. Nel frattempo, taglia la mela a pezzetti e mettila in una padella con un po' d'acqua. Cuoci a fuoco lento fino a quando le mele non diventano morbide. Aggiungi il miele e la cannella e mescola bene.

4. Una volta pronte le crepes, riempile con la composta di mele e piega a metà o arrotola.

5. Servi le crepes calde con un po' di composta di mele extra sul lato, se lo desideri.

Valori nutrizionali: Calorie: 340 / Proteine: 9g / Carboidrati: 65g / Grassi: 6g / Fibre: 5g

Pancakes di Quinoa e Mela

Porzioni: 4 (8-10 pancakes) / **Tempo di preparazione**: 20 minuti / **Cottura**: 15 minuti

Ingredienti:

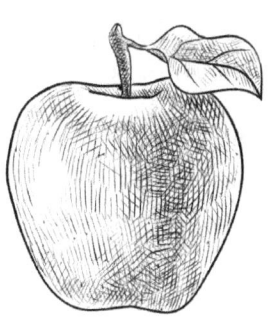

- 1 tazza di quinoa già cotta e raffreddata

- 1 mela media, grattugiata con la sua buccia (assicurarsi che sia ben lavata)

- 2 uova

- 1/2 tazza di latte (può essere di mandorla o un altro latte alternativo se necessario)

- 1/2 cucchiaino di estratto di vaniglia

- 1/2 cucchiaino di cannella in polvere

- 1 cucchiaio di miele o sciroppo d'acero

- 1/2 cucchiaino di lievito per dolci

- Un pizzico di sale

- Olio di cocco o burro per la cottura

Istruzioni:

1. In una ciotola grande, combina la quinoa, la mela grattugiata, le uova, il latte, l'estratto di vaniglia e il miele o lo sciroppo d'acero.

2. Aggiungi la cannella, il lievito per dolci e il sale, mescolando fino a ottenere un impasto omogeneo.

3. Riscalda una padella antiaderente a fuoco medio e ungi legger-mente con olio di cocco o burro.

4. Versa piccole porzioni di impasto sulla padella calda, formando pancakes di circa 10 cm di diametro.

5. Cottura per 2-3 minuti per lato o finché non sono dorati e ben cotti al centro.

6. Servi caldi con miele, sciroppo d'acero o frutta fresca a piacere.

Valori nutrizionali: Calorie: 210 / Proteine: 8g / Carboidrati: 32g / Fibre: 4g / Zuccheri: 8g / Grassi: 5g

Note: La quinoa è un alimento molto nutriente e facilmente digeribile, che rappresenta un'ottima fonte di proteine vegetali e fibre. La combi-nazione di quinoa e mela in questi pancakes li rende sazianti e nutrienti.

Barrette energetiche fatte in casa

Porzioni: 10 barrette / **Tempo di preparazione:** 20 minuti + riposo in frigo

Ingredienti:

- 2 tazze di avena senza glutine
- 1 tazza di datteri senza nocciolo
- 1/2 tazza di noci tritate
- 1/2 tazza di miele o sciroppo d'acero
- 1/4 di tazza di burro di mandorle o di altra varietà a piacere

Istruzioni:

1. In un robot da cucina, trita i datteri fino a ottenere una pasta. Se i datteri sono molto secchi, puoi metterli in ammollo in acqua calda per 10 minuti prima di tritarli.

2. In una grande ciotola, mescola l'avena, i datteri e le noci. Aggiungi il miele e il burro di mandorle.

3. Mescola bene tutti gli ingredienti fino a quando la miscela diventa appiccicosa. Se necessario, aggiungi un po' più di miele o burro di mandorle.

4. Rivesti una teglia con carta da forno e versa la miscela di avena. Spiana con il dorso di un cucchiaio.

5. Metti in frigo per almeno un'ora, o fino a quando la miscela non si indurisce.

6. Taglia in barrette e conserva in un contenitore ermetico.

Valori nutrizionali (per barretta): Calorie: 230 / Proteine: 5g / Carboidrati: 37g / Grassi: 8g / Fibre: 4g

Pudding di chia, latte di mandorle e bacche di goji

Porzioni: 1 / **Tempo di preparazione:** 10 minuti + almeno 2 ore in frigo

Ingredienti:

- 2 cucchiai di semi di chia

- 1 tazza di latte di mandorle non zuccherato

- 1 cucchiaino di miele o sciroppo
d'acero (opzionale)

- 1 cucchiaio di bacche di goji

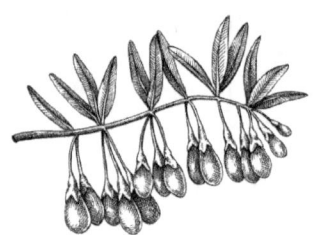

Istruzioni:

1. In un barattolo o in una ciotola, mescola i semi di chia con il latte
di mandorle. Se desideri, aggiungi un po' di dolcificante come il
miele o lo sciroppo d'acero.

2. Copri e metti in frigo per almeno 2 ore, ma è preferibile lasciarlo
tutta la notte. Questo darà tempo ai semi di chia di assorbire
il liquido e di formare un gel, creando la consistenza tipica del
pudding.

3. Prima di mangiare, mescola di nuovo e aggiungi le bacche di goji.
Se preferisci, puoi aggiungere anche altri frutti o noci.

Valori nutrizionali: Calorie: 220 / Proteine: 6g / Carboidrati: 25g /
Grassi: 10g / Fibre: 10g

Note: Questo pudding è una scelta nutriente e facile da digerire per la
colazione. I semi di chia sono una fonte di fibre, proteine e acidi grassi
Omega-3. Le bacche di goji sono ricche di antiossidanti.

Gallette di riso con burro di mandorla

Porzioni: 2 persone

Tempo di preparazione: 10 minuti (presupponendo che il burro di mandorla sia già pronto)

Ingredienti:

- 4 gallette di riso

- 4 cucchiai di burro di mandorla (senza zuccheri o additivi aggiunti)

- Miele (opzionale)

- Un pizzico di sale marino (opzionale)

Istruzioni:

1. Prendi le gallette di riso e assicurati che siano integre e senza briciole.

2. Spalma un cucchiaio abbondante di burro di mandorla su ciascuna galletta di riso.

3. Se lo desideri, puoi aggiungere un filo di miele sopra il burro di mandorla per un tocco dolce.

4. Cospargi con una leggera presa di sale marino per bilanciare la dolcezza e intensificare il sapore, se desiderato.

Valori Nutrizionali (per porzione): Calorie: 150 / Proteine: 4 g / Carboidrati: 18 g / Grassi: 8 g / Fibre: 3 g

Note: Questa ricetta è ideale per chi cerca una colazione semplice e nutriente. Il burro di mandorla è una grande fonte di proteine e grassi sani, mentre le gallette di riso offrono una fonte di carboidrati senza glutine.

Per chi ha il morbo di Crohn o altre condizioni gastrointestinali, è sempre meglio scegliere burro di mandorla senza additivi.

Il Pranzo

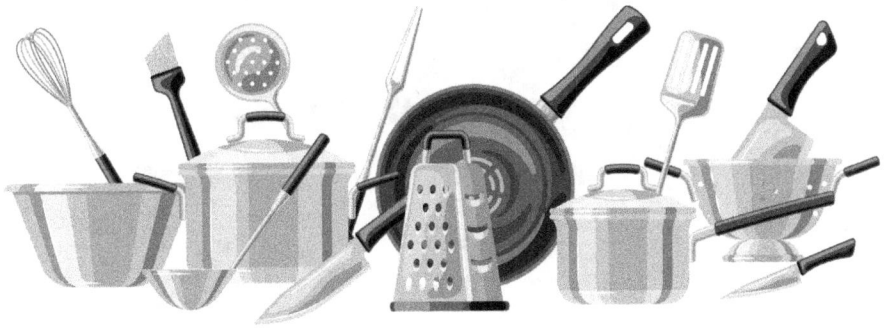

Il pranzo ha sempre avuto un ruolo fondamentale nella nostra cultura. Tradizionalmente, è considerato il pasto principale, quello che ci dà l'energia per affrontare il resto della giornata e ci permette una pausa, un momento di condivisione con la famiglia o gli amici. Ma viviamo in un'epoca frenetica, dove spesso il tempo ci sfugge e ci troviamo a mangiare di fretta, tra una riunione e l'altra, o mentre siamo in viaggio.

Per chi convive con il Morbo di Crohn, il pranzo assume una particolare importanza. È essenziale che sia nutriente e bilanciato, per supportare il nostro corpo durante la giornata lavorativa. Allo stesso tempo, dovrebbe rispettare le necessità alimentari legate alla nostra condizione, senza rinunciare al gusto.

Ecco perché in questo capitolo, voglio offrirvi una varietà di proposte culinarie, adatte a ogni esigenza. Troverete ricette tradizionali per primi, secondi e contorni, ideali per i giorni in cui desiderate concedervi un pranzo ricco e completo, magari da condividere con i vostri cari durante una domenica o una festa. Ma consapevole della vita frenetica di molti di noi, ho inserito anche ricette pensate come piatti unici. Sono soluzioni pratiche, veloci ma al tempo stesso nutrienti e gustose, per quei giorni in cui il tempo è tiranno, ma non vogliamo rinunciare a fare un pranzo che ci soddisfi e ci faccia bene.

In ogni caso, sia che abbiate tutto il tempo del mondo o solo una mezz'ora per mangiare, l'obiettivo rimane lo stesso: nutrirsi in modo sano e gustoso, ascoltando le esigenze del nostro corpo e rispettando le nostre condizioni di salute. E ora, mettiamoci ai fornelli!

PRIMI

Risotto alla Zucca e Rosmarino

Porzioni: 4 / **Tempo di preparazione:** 40 minuti

Ingredienti:

- 300 g di riso Carnaroli o Arborio
- 500 g di zucca pulita e tagliata a cubetti
- 1 rametto di rosmarino fresco
- 1 piccola cipolla tritata
- 1 litro di brodo vegetale (senza glutammato monosodico e conservanti)
- 50 ml di vino bianco
- 30 g di parmigiano grattugiato (opzionale)
- 2 cucchiai di olio extravergine di oliva
- Sale e pepe q.b.

Istruzioni:

1. In una capiente pentola, soffriggi la cipolla tritata nell'olio extravergine di oliva fino a quando non diventa trasparente.

2. Aggiungi i cubetti di zucca e il rametto di rosmarino. Lascia cuocere per 5 minuti.

3. Aggiungi il riso e mescola bene per qualche minuto, fino a quando i chicchi diventano traslucidi.

4. Versa il vino bianco e lascia evaporare.

5. Comincia ad aggiungere il brodo vegetale un mestolo alla volta, aspettando che il liquido venga assorbito prima di aggiungere il successivo.

6. Continua a cuocere, mescolando di frequente, fino a quando il riso è cotto ma ancora al dente.

7. Rimuovi il rametto di rosmarino, aggiungi il parmigiano grattugiato (se lo stai usando), mescola bene e lascia riposare per qualche minuto prima di servire.

Valori Nutrizionali per porzione:

Calorie: 270 | Proteine: 6 g | Carboidrati: 51 g | Grassi: 6 g | Fibre: 2 g

Note: Il risotto alla zucca e rosmarino è una ricetta delicata e facilmente digeribile. La zucca è un'ottima fonte di fibre, vitamine e minerali, ma è anche dolce e cremosa, rendendo il piatto appetitoso senza essere pesante per lo stomaco. Il rosmarino, oltre a dare un profumo e un sapore delizioso, ha proprietà anti-infiammatorie.

Crema di Carote e Zenzero

Porzioni: 4 / **Tempo di preparazione:** 35 minuti

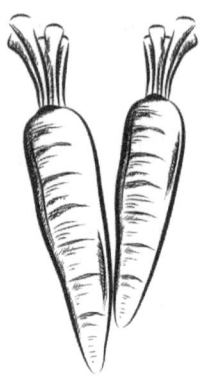

Ingredienti:

600 g di carote, pelate e tagliate a rondelle

2 cm di radice di zenzero fresco, pelato e tritato finemente

1 cipolla media, tritata

1 litro di brodo vegetale (senza glutammato monosodico e conservanti)

2 cucchiai di olio extravergine di oliva

- Sale e pepe q.b.

- Panna fresca o yogurt naturale per guarnire (opzionale)

Istruzioni:

1. In una grande pentola, riscalda l'olio d'oliva e soffriggi la cipolla fino a quando diventa trasparente.

2. Aggiungi le carote e lo zenzero tritato, mescolando per circa 5 minuti.

3. Versa il brodo vegetale nella pentola e porta a ebollizione. Riduci il fuoco e lascia sobbollire fino a quando le carote sono tenere, circa 20-25 minuti.

4. Una volta cotte le carote, usa un frullatore ad immersione per ridurre il tutto in una crema liscia. Se preferisci una consistenza più liquida, aggiungi un po' d'acqua o brodo.

5. Regola di sale e pepe a tuo piacimento. Servi caldo, guarnendo con un filo di panna fresca o yogurt naturale, se lo desideri.

Valori Nutrizionali per porzione: Calorie: 110 / Proteine: 2 g / Carboidrati: 21 g / Grassi: 3 g / Fibre: 4 g

Pasta Integrale con Pesto di Avocado e Spinaci

Porzioni: 4 / **Tempo di preparazione:** 25 minuti

Ingredienti:

- 400 g di pasta integrale (es. penne, spaghetti)
- 1 avocado maturo
- 100 g di spinaci freschi lavati
- 2 spicchi d'aglio
- 50 g di pinoli tostati
- 50 g di parmigiano grattugiato (opzionale)
- 60 ml di olio extravergine di oliva
- Succo di 1 limone
- Sale e pepe q.b.

Istruzioni:

1. Cuoci la pasta in abbondante acqua salata seguendo le istruzioni sulla confezione, fino a quando è al dente.

2. Nel frattempo, nel mixer o nel frullatore, combina l'avocado, gli spinaci, l'aglio, i pinoli, il parmigiano (se lo stai usando), l'olio e il succo di limone. Frulla fino ad ottenere una crema liscia e omogenea.

3. Scola la pasta conservando una tazza d'acqua di cottura.

4. Unisci la pasta con il pesto di avocado e spinaci in una grande ciotola. Se il pesto risulta troppo denso, aggiungi un po' d'acqua di cottura fino a raggiungere la consistenza desiderata.

5. Mescola bene, condisci con sale e pepe a piacere, e servi.

Valori Nutrizionali per porzione: Calorie: 510 / Proteine: 15 g / Carboidrati: 72 g / Grassi: 20 g / Fibre: 8 g

Note: La pasta integrale fornisce una buona dose di fibre, che, se tollerate, possono beneficiare la salute dell'intestino. L'avocado, ricco di grassi sani e vitamine, si abbina perfettamente con gli spinaci freschi, fornendo una fonte di ferro e vitamina C. Questa ricetta è adatta per chi desidera un pasto nutriente e sano senza appesantire il sistema digestivo.

Minestrone di Verdure con Orzo Perlato

Porzioni: 4 / **Tempo di preparazione:** 50 minuti

Ingredienti:

- 100 g di orzo perlato

- 1 carota piccola, tagliata a pezzetti

- 1 zucchina piccola, tagliata a pezzetti

- 2 patate medie, tagliate a pezzetti

- 1/2 cipolla, tritata finemente

- 2 pomodori maturi, tagliati a pezzetti

- 1 litro di brodo vegetale (senza glutammato monosodico e conservanti)

- 2 cucchiai di olio extravergine di oliva

- Sale e pepe q.b.

- 1 cucchiaino di rosmarino tritato

Istruzioni:

1. In una capiente pentola, soffriggi la cipolla nell'olio extravergine di oliva fino a quando non diventa trasparente.

2. Aggiungi le carote, le patate e la zucchina. Mescola e lascia cuocere per circa 5 minuti.

3. Aggiungi l'orzo perlato e mescola bene.

4. Versa il brodo vegetale nella pentola e porta a ebollizione. Riduci il calore e lascia sobbollire per circa 30 minuti o fino a quando l'orzo e le verdure sono cotti.

5. Aggiungi i pomodori tritati e il rosmarino, e cuoci per altri 5 minuti. Regola di sale e pepe secondo il gusto.

6. Servi caldo.

Valori Nutrizionali per porzione: Calorie: 210 / Proteine: 6 g / Carboidrati: 40 g / Grassi: 4 g / Fibre: 5 g

Insalata di Pasta Fantasia

Porzioni: 4 / **Tempo di preparazione:** 15 minuti / **Cottura:** 10-12 minuti

Ingredienti:

- 200g di pasta senza glutine (ad es. penne)
- 1 zucchina piccola, tagliata a dadini
- 1 peperone rosso, privato dei semi e tagliato a dadini
- 1 mozzarella fresca (o formaggio senza lattosio se necessario), tagliata a cubetti
- 2 cucchiai di olive nere snocciolate, tagliate a rondelle
- 3 cucchiai di olio d'oliva extra vergine
- Sale e pepe q.b.
- Un pizzico di origano (facoltativo)

Istruzioni:

1. Portare a ebollizione una pentola d'acqua salata e cuocere la pasta seguendo le istruzioni sulla confezione. La pasta deve risultare al dente.

2. Una volta cotta, scolare la pasta e passarla sotto l'acqua fredda per fermare la cottura e raffreddarla rapidamente.

3. Mentre la pasta si raffredda, preparare le verdure e il formaggio.

4. In una grande ciotola, combinare la pasta, zucchine, peperoni, mozzarella e olive.

5. Condire con olio d'oliva, sale, pepe e un pizzico di origano. Mescolare bene fino a quando tutti gli ingredienti sono ben amalgamati.

6. Assaporare e aggiustare di sale e pepe se necessario.

Valori nutrizionali per porzione: Calorie: 300 kcal / Proteine: 8 g / Grassi: 12 g / Carboidrati: 42 g / Fibre: 3 g / Zuccheri: 3 g / Sodio: 250 mg

Gnocchi di Patate al Sugo di Pomodoro Delicato

Porzioni: 4 / **Tempo di preparazione:** 60 minuti

Ingredienti:

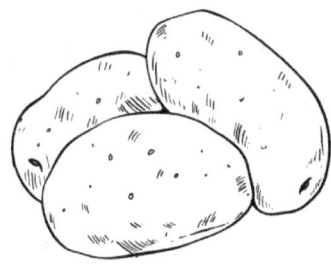

- 500 g di patate
- 150 g di farina 00 (più un po' per infarinare)
- 1 uovo
- 400 g di pomodori pelati in scatola (senza conservanti o additivi)
- 1 spicchio d'aglio
- 1 cucchiaio di olio extravergine di oliva
- Sale q.b.
- Basilico fresco (opzionale)

Istruzioni:

1. Cuoci le patate in acqua bollente fino a quando non sono completamente tenere. Scola e lasciale raffreddare leggermente.

2. Schiaccia le patate in una ciotola grande e aggiungi l'uovo e la farina, mescolando fino a formare un impasto omogeneo.

3. Suddividi l'impasto in piccoli pezzi e rotolali su una superficie infarinata per formare dei "serpenti". Taglia gli gnocchi nella dimensione desiderata.

4. Cuoci gli gnocchi in acqua bollente salata finché non galleggiano (circa 2-3 minuti). Scola e metti da parte.

5. In una padella, scalda l'olio e soffriggi lo spicchio d'aglio fino a quando non diventa dorato. Aggiungi i pomodori pelati e cuoci a fuoco medio-basso fino a quando il sugo si addensa (circa 20 minuti). Rimuovi lo spicchio d'aglio e aggiusta di sale.

6. Versa gli gnocchi nella padella con il sugo, mescola delicatamente e servi caldo con basilico fresco se lo desideri.

Valori Nutrizionali per porzione: Calorie: 290 / Proteine: 8 g / Carboidrati: 58 g / Grassi: 3 g / Fibre: 4 g

Note: Gli gnocchi di patate sono un piatto tradizionale italiano che, se preparato in modo corretto, può essere facilmente digeribile e adatto anche a chi ha il Morbo di Crohn. Il sugo di pomodoro delicato, senza l'aggiunta di spezie o ingredienti piccanti, permette di godere del sapore del pomodoro senza irritare l'intestino.

Pasta integrale con zucca, ricotta e salvia

Porzioni: 4 persone / **Tempo di preparazione:** 45 minuti

Ingredienti:

- Pasta integrale (es. penne): 400g

- Zucca (tagliata a cubetti): 400g

- Ricotta fresca: 200g

- Foglie di salvia fresca: 12-15

- Olio extravergine d'oliva: 3 cucchiai

- Sale: q.b.

- Pepe nero (facoltativo): q.b.

- Parmigiano reggiano grattugiato: q.b. (facoltativo)

Istruzioni:

1. In una grande pentola, portare a bollore abbondante acqua salata. Cuocere la pasta seguendo le istruzioni sulla confezione.

2. Mentre la pasta cuoce, in una padella capiente, scaldare 2 cucchiai d'olio. Aggiungere i cubetti di zucca e saltare a fuoco medio-alto fino a quando sono teneri e leggermente dorati, circa 10-15 minuti.

3. Nella stessa padella, aggiungere le foglie di salvia intere e lasciarle friggere leggermente fino a quando sono croccanti. Rimuovere le foglie e metterle da parte.

4. Scolare la pasta, riservando una tazza d'acqua di cottura.

5. Unire la pasta alla padella con la zucca, aggiungendo la ricotta e mescolando delicatamente. Aggiungere un po' d'acqua di cottura se necessario per ottenere una consistenza cremosa.

6. Condire con sale e pepe a piacere. Servire caldo, guarnendo con la salvia croccante e, se lo desiderate, con un po' di parmigiano grattugiato.

Valori nutrizionali per porzione: Calorie: 500 / Proteine: 18 g / Carboidrati: 85 g / Grassi: 10 g / Fibre: 8 g / Zuccheri: 5 g

Note: La pasta integrale, pur essendo ricca di fibre, è generalmente tollerata da molte persone con il Morbo di Crohn quando sono in remissione. La zucca è un alimento dolce e facilmente digeribile, che fornisce anche una buona dose di vitamine e antiossidanti. La ricotta fresca aggiunge una nota cremosa senza essere troppo pesante.

Spätzle con zucca e salvia

Porzioni: 4 / **Tempo di preparazione:** 40 minuti / **Cottura:** 15 minuti

Ingredienti:

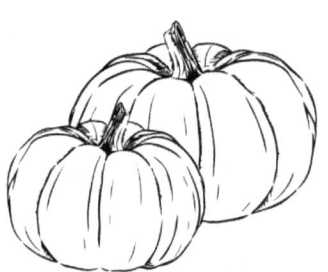

- Farina (puoi optare per una farina integrale o, per chi è intollerante, una farina senza glutine): 250 g

- Uova: 2

- Acqua: circa 50 ml

- Sale: un pizzico

- Zucca pulita e tagliata a cubetti: 200 g

- Foglie di salvia fresca: una decina

- Olio extravergine di oliva: 2 cucchiai

- Sale e pepe: q.b.

Istruzioni:

1. In una ciotola, unisci la farina, le uova, l'acqua e il sale. Mescola fino ad ottenere un impasto liscio e piuttosto elastico. Lascia riposare per circa 20 minuti.

2. Nel frattempo, in una padella, scaldare un cucchiaio di olio. Aggiungere i cubetti di zucca e cuocere a fuoco medio fino a quando non sono teneri e leggermente dorati.

3. Porta a ebollizione una pentola d'acqua salata. Usando uno spätzle-maker o un colino con fori larghi, spingere l'impasto nell'acqua

bollente. Gli Spätzle sono pronti quando salgono in superficie. Scolare e mettere da parte.

4. In una padella grande, scaldare l'altro cucchiaio di olio e aggiungere le foglie di salvia. Fai friggere leggermente.

5. Aggiungere gli Spätzle e la zucca nella padella con la salvia, mescolando delicatamente per condire il tutto.

6. Servire caldo, con un pizzico di pepe nero se desiderato.

Valori Nutrizionali per Porzione: Energia: 278 kcal / Proteine: 9g / Carboidrati totali: 47g / Fibre: 3g / Grassi totali: 6g / Sodio: 65mg

SECONDI

Petto di pollo alla griglia con erbe aromatiche

Porzioni: 4 / **Tempo di preparazione:** 25 minuti

Ingredienti:

- 4 petti di pollo senza pelle (circa 600 g in totale)

- 2 cucchiai di olio extravergine di oliva

- 2 spicchi d'aglio, tritati finemente

- 1 cucchiaino di rosmarino fresco tritato

- 1 cucchiaino di timo fresco tritato

- 1/2 cucchiaino di origano fresco tritato

- Sale e pepe nero q.b.

- Limone a fettine, per servire (opzionale)

Istruzioni:

1. Preriscalda la griglia a fuoco medio-alto.

2. Nel frattempo, in una ciotola, combina l'olio d'oliva, l'aglio tritato e le erbe aromatiche. Mescola bene per creare una marinata.

3. Cospargi i petti di pollo con un pizzico di sale e pepe, dopodiché spennella generosamente con la marinata preparata.

4. Posiziona il pollo sulla griglia calda e cuoci per 6-7 minuti per lato, o fino a quando il pollo è cotto e ha una bella crosta esterna.

5. Rimuovi dal fuoco e lascia riposare per un paio di minuti.

6. Servi il petto di pollo a fettine sottili, guarnendo eventualmente con fettine di limone fresco.

Valori Nutrizionali per porzione: Calorie: 220 / Proteine: 30 g / Carboidrati: 2 g / Grassi: 10 g / Fibre: 0.5 g

Note: Il pollo è una proteina magra che è spesso ben tollerata da chi soffre di Morbo di Crohn, specialmente quando cucinato senza pelle e grassi aggiunti. L'uso di erbe aromatiche fresche non solo aggiunge sapore senza dover ricorrere a condimenti pesanti, ma alcune erbe, come il rosmarino e l'origano, hanno proprietà anti-infiammatorie che possono essere benefiche.

Salmone al vapore con salsa di yogurt e cetriolo

Porzioni: 4 / **Tempo di preparazione:** 30 minuti

Ingredienti:

- 4 filetti di salmone (circa 150g ciascuno)

- Sale e pepe nero q.b.

- Acqua, per il vapore

Per la salsa di yogurt e cetriolo:

- 200g di yogurt greco non zuccherato

- 1 cetriolo piccolo, privato dei semi e tritato finemente

- 1 cucchiaio di aneto fresco tritato

- 1 spicchio d'aglio, tritato finemente (opzionale)

- Sale e pepe nero q.b.

Istruzioni:

1. Riempire una pentola con un po' d'acqua, assicurandosi che il livello dell'acqua non tocchi il fondo del cestello del vapore. Portare l'acqua a ebollizione.

2. Condire i filetti di salmone con un pizzico di sale e pepe. Posizionarli nel cestello del vapore.

3. Ridurre il fuoco a medio e posizionare il cestello del vapore sopra l'acqua bollente. Coprire e cuocere a vapore il salmone per 10-12 minuti, o fino a quando è cotto a puntino.

4. Nel frattempo, in una ciotola, combinare lo yogurt greco, il cetriolo tritato, l'aneto e l'aglio (se lo si utilizza). Mescolare bene e condire con sale e pepe a piacere.

5. Una volta cotto, servire il salmone con una generosa cucchiaiata di salsa di yogurt e cetriolo.

Valori Nutrizionali per porzione: Calorie: 280 / Proteine: 30g / Carboidrati: 5g / Grassi: 15g / Fibre: 0.5g

Note: Il salmone è una fonte ricca di acidi grassi Omega-3, che hanno proprietà anti-infiammatorie. La cottura a vapore è un metodo delicato che preserva la tenerezza e il sapore del pesce, rendendolo facilmente digeribile. La salsa di yogurt e cetriolo aggiunge freschezza e cremosità al piatto, ma se hai difficoltà a digerire l'aglio o il cetriolo, sentiti libero di ometterli o sostituirli.

Hamburger di tacchino con lattuga cotta

Porzioni: 4 / **Tempo di preparazione:** 30 minuti

Ingredienti:

- 500g di carne di tacchino tritata

- 1 uovo

- 2 cucchiai di pane grattugiato (se tollerato)

- 1 cucchiaino di origano essiccato

- Sale e pepe nero q.b.

- 2 cucchiai di olio extravergine di oliva

- 4 foglie grandi di lattuga romana

- 1/2 cipolla, tritata finemente (opzionale, basarsi sulla propria tolleranza)

Istruzioni:

1. In una ciotola grande, mescola la carne di tacchino, l'uovo, il pane grattugiato, l'origano, sale e pepe. Forma 4 hamburger.

2. Preriscalda una padella antiaderente o una griglia a fuoco medio-alto. Aggiungi un cucchiaio d'olio.

3. Cuoci gli hamburger di tacchino per 5-6 minuti per lato o fino a cottura desiderata.

4. Nel frattempo, in un'altra padella, scalda un cucchiaio d'olio a fuoco medio. Aggiungi le foglie di lattuga e la cipolla tritata (se la stai usando). Cuoci, mescolando, fino a quando la lattuga è tenera e la cipolla è trasparente. Stagiona a piacere.

5. Servi gli hamburger di tacchino con la lattuga cotta al fianco.

Valori Nutrizionali per porzione: Calorie: 260 / Proteine: 29 g / Carboidrati: 5 g / Grassi: 13 g / Fibre: 1 g

Note: Il tacchino è una carne magra e rappresenta una buona fonte di proteine per chi soffre di Morbo di Crohn. La lattuga cotta può essere più facilmente digeribile rispetto alla versione cruda per molte persone con problemi intestinali. Se hai difficoltà a digerire la cipolla, puoi ometterla o cuocerla molto bene per renderla più tollerabile.

Tofu marinato e grigliato con salsa di sesamo

Porzioni: 4 / **Tempo di preparazione:** 35 minuti (incluso il tempo di marinatura)

Ingredienti:

- 400 g di tofu extra-firm, scolato e tagliato in 8 fette spesse

- 4 cucchiai di salsa di soia a basso contenuto di sodio

- 2 cucchiai di olio di sesamo tostato

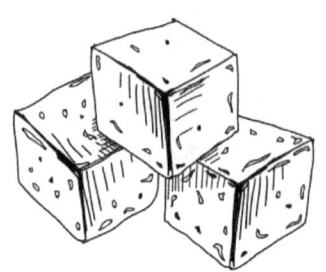

- 1 cucchiaio di sciroppo d'acero o miele

- 1 cucchiaino di aceto di riso

- 2 spicchi d'aglio, tritati

- 1 cucchiaio di semi di sesamo

- 2 cucchiai di cipollotto fresco tritato

- Sale e pepe q.b.

Istruzioni:

1. In una ciotola, combina la salsa di soia, l'olio di sesamo, lo sciroppo d'acero, l'aceto di riso e l'aglio tritato. Mescola bene.

2. Immergi le fette di tofu nella marinata, assicurandoti che siano ben coperte, e lascia marinare per almeno 20 minuti.

3. Preriscalda una griglia o una padella antiaderente a fuoco medio-alto.

4. Rimuovi il tofu dalla marinata e scarta la marinata in eccesso.

5. Griglia il tofu per 3-4 minuti per lato, fino a quando non ha una crosta dorata.

6. Trasferisci il tofu nei piatti e cospargi con i semi di sesamo e il cipollotto tritato.

7. Servi immediatamente.

Valori Nutrizionali per porzione: Calorie: 190 / Proteine: 15 g / Carboidrati: 10 g / Grassi: 11 g / Fibre: 1 g

Note: Il tofu è una proteina a base vegetale che può essere una buona opzione per chi cerca alternative alla carne. Ricco di proteine e ferro, il tofu può essere facilmente digerito da molte persone affette da Morbo di Crohn, soprattutto quando è cotto. La salsa a base di sesamo conferisce al tofu un sapore ricco e terroso. Se hai sensibilità al glutine o alla soia, cerca alternative senza glutine alla salsa di soia o sperimenta con altre salse o marinature.

Braciole di maiale sottili cotte al forno con mela e zenzero

Porzioni: 4 / **Tempo di preparazione:** 40 minuti

Ingredienti:

- 4 braciole di maiale sottili (circa 600 g in totale)
- 2 mele, sbucciate e affettate sottilmente
- 2 cucchiai di olio extravergine di oliva
- 1 cucchiaio di zenzero fresco grattugiato
- Sale e pepe nero q.b.
- 1/2 cucchiaio di miele (opzionale)
- Succo di 1 limone
- Foglie di prezzemolo fresco per guarnire

Istruzioni:

1. Preriscalda il forno a 180°C.

2. In una ciotola, mescola le mele affettate con lo zenzero grattugiato, il succo di limone e il miele. Mescola bene fino a quando tutto è ben combinato.

3. Disponi le braciole di maiale in una teglia da forno e cospargile con un pizzico di sale e pepe.

4. Distribuisci uniformemente il mix di mela e zenzero sopra le braciole di maiale.

5. Versa l'olio d'oliva sopra le braciole e inforna per circa 25-30 minuti, o fino a quando le braciole di maiale sono completamente cotte e le mele sono morbide.

6. Servi caldo, guarnendo con foglie di prezzemolo fresco.

Valori Nutrizionali per porzione: Calorie: 320 / Proteine: 28 g / Carboidrati: 15 g / Grassi: 16 g / Fibre: 2 g

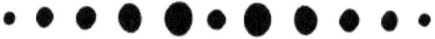

Frittata morbida con spinaci e feta

Porzioni: 4 / **Tempo di preparazione:** 20 minuti

Ingredienti:

- 6 uova grandi

- 200 g di spinaci freschi, lavati e asciugati

- 100 g di feta, sbriciolata

- 1 cipolla piccola, tritata finemente

- 2 cucchiai di olio extravergine di oliva

- Sale e pepe nero q.b.

- 1 cucchiaino di noce moscata grattugiata

Istruzioni:

1. In una padella grande, scalda l'olio d'oliva a fuoco medio e aggiungi la cipolla tritata. Fai soffriggere fino a quando diventa trasparente.

2. Aggiungi gli spinaci e cuoci fino a quando si ammorbidiscono e si riducono di volume.

3. Nel frattempo, in una ciotola, sbatti le uova con sale, pepe e noce moscata. Aggiungi la feta sbriciolata e mescola bene.

4. Versa la miscela di uova sulla padella con gli spinaci e la cipolla, riduci il fuoco e copri con un coperchio. Lascia cuocere fino a quando la frittata si è quasi completamente solidificata, ma la parte superiore è ancora leggermente liquida.

5. Se desideri, puoi capovolgere la frittata e farla dorare dall'altro lato o puoi semplicemente servirla morbida.

6. Servi calda a fette.

Valori Nutrizionali per porzione: Calorie: 230 / Proteine: 13 g / Carboidrati: 4 g / Grassi: 18 g / Fibre: 1 g

Note: La frittata è una soluzione versatile e veloce per un pasto ricco di proteine. Gli spinaci sono una buona fonte di vitamine e minerali, ma se hai problemi con le fibre grezze, puoi cuocerli per un tempo maggiore fino a quando sono completamente ammorbiditi. La feta aggiunge sapore senza l'aggiunta di grassi pesanti, ma come sempre, se sei sensibile ai latticini, puoi ometterla o sostituirla con una alternativa tollerabile.

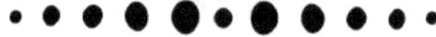

Filetto di merluzzo al forno con pomodorini e basilico

Porzioni: 4 / **Tempo di preparazione:** 30 minuti

Ingredienti:

- 4 filetti di merluzzo (circa 150g ciascuno)
- 250g di pomodorini ciliegia, tagliati a metà
- 2 cucchiai di olio extravergine di oliva
- 1 manciata di foglie di basilico fresco, strappate
- 2 spicchi d'aglio, tritati finemente (facoltativo)
- Sale e pepe nero q.b.
- Succo di 1/2 limone
- Zest di 1 limone (facoltativo)

Istruzioni:

1. Preriscalda il forno a 180°C.

2. In una ciotola, combina i pomodorini, l'aglio (se utilizzato), la metà del basilico, il succo di limone, l'olio d'oliva, e un pizzico di sale e pepe. Mescola bene per amalgamare gli ingredienti.

3. Posa i filetti di merluzzo in una teglia da forno. Distribuisci uniformemente la miscela di pomodorini sopra e intorno ai filetti.

4. Inforna per 15-20 minuti, o fino a quando il merluzzo si sfalda facilmente con una forchetta.

5. Rimuovi dal forno e guarnisci con le restanti foglie di basilico e,

se lo desideri, con la zest di limone per un tocco di freschezza in più.

6. Serve immediatamente.

Valori Nutrizionali per porzione: Calorie: 190 / Proteine: 25 g / Carboidrati: 4 g / Grassi: 8 g / Fibre: 1 g

Pollo arrosto con patate dolci e broccoli al vapore

Porzioni: 4 persone / **Tempo di preparazione:** 1 ora e 15 minuti

Ingredienti:

- Cosce di pollo (oppure petto, secondo le preferenze): 4 pezzi

- Patate dolci (pelate e tagliate a cubetti): 2 medie

- Broccoli: 1 testa grande, divisa in cimette

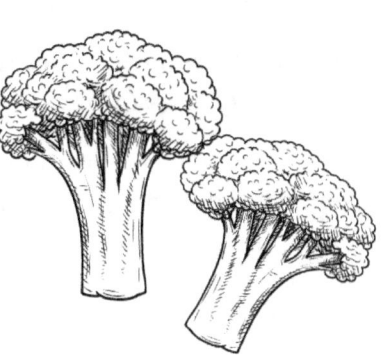

- Olio extravergine d'oliva: 3 cucchiai

- Sale e pepe nero: q.b.

- Rosmarino fresco (facoltativo): 2 ramoscelli

- Spicchi d'aglio: 2, schiacciati (facoltativo)

Istruzioni:

1. Preriscalda il forno a 200°C.

2. In una teglia da forno, unisci le cosce di pollo, i cubetti di patate dolci, l'olio d'oliva, il sale, il pepe e, se lo desideri, il rosmarino e l'aglio schiacciato. Mescola bene in modo che tutto sia ben condito.

3. Inforna e cuoci per circa 45-50 minuti o fino a quando il pollo è ben cotto e le patate dolci sono morbide e leggermente caramellate. Puoi girare il pollo e le patate dolci una o due volte durante la cottura per garantire una cottura uniforme.

4. Nel frattempo, riempi una pentola con poco acqua e posiziona un cestello per cottura a vapore. Porta l'acqua a bollore, aggiungi i broccoli nel cestello, copri e cuoci al vapore per 5-7 minuti, o fino a quando sono teneri ma ancora croccanti.

5. Una volta cotti, condisci i broccoli con un pizzico di sale e un filo d'olio d'oliva.

6. Servi il pollo arrosto e le patate dolci caldi insieme ai broccoli al vapore.

Valori nutrizionali per porzione: Calorie: 550 / Proteine: 32g / Carboidrati: 45g / Grassi: 25g / Fibre: 7g / Zuccheri: 10g

Note: Il pollo è una fonte di proteine magre, generalmente ben tollerata da chi soffre di Crohn. Le patate dolci sono ricche di carboidrati complessi e di fibre, ma sono anche dolci e facilmente digeribili. I broccoli, cotti al vapore, tendono a essere più delicati sullo stomaco rispetto a quando sono crudi o fritti.

CONTORNI

Purè di Patate Morbido

Porzioni: 4 persone / **Tempo di preparazione:** 40 minuti

Ingredienti:

- Patate: 1 kg (meglio se a pasta gialla)
- Latte: 200 ml
- Burro: 50g
- Sale: q.b.
- Pepe (facoltativo): q.b.
- Noce moscata (facoltativo): un pizzico

Istruzioni:

1. Lavare le patate e pelarle. Tagliarle in pezzi uniformi.

2. Mettere le patate in una pentola con acqua fredda e una presa di sale. Portare ad ebollizione e lasciare cuocere per circa 20-25 minuti o fino a quando sono teneri.

3. Scolare le patate e rimetterle nella pentola.

4. Aggiungere il burro alle patate e schiacciarle con uno schiacciapatate o un frullatore ad immersione.

5. Mentre schiacciate, versare lentamente il latte caldo, continuando a mescolare fino ad ottenere una consistenza liscia e cremosa.

6. Assaporare e aggiungere sale, pepe e noce moscata a piacere. Mescolare bene.

Valori nutrizionali per porzione: Calorie: 250 / Proteine: 5g / Carboidrati: 47g / Grassi: 7g / Fibre: 4g / Zuccheri: 4g

Note: Il purè di patate è un contorno morbido e facilmente digeribile, particolarmente indicato per chi ha il Morbo di Crohn, specialmente durante una fase acuta. Le patate sono una fonte di carboidrati che forniscono energia senza appesantire l'apparato digerente. La noce moscata è facoltativa perché alcune persone potrebbero trovarla irritante.

Carote al Vapore

Porzioni: 4 persone / **Tempo di preparazione:** 30 minuti

Ingredienti:

- Carote: 500g (preferibilmente bio e fresche)

- Acqua: sufficiente per la cottura a vapore

- Olio extravergine d'oliva: 2 cucchiai

- Sale: q.b.

- Prezzemolo fresco tritato (facoltativo): per guarnire

Istruzioni:

1. Lavare bene le carote e pelarle. Tagliarle a rondelle di circa 1 cm di spessore.

2. Portare a bollore l'acqua in una pentola con un cestello per la cottura a vapore. Una volta raggiunto il bollore, posizionare il cestello con le carote al suo interno.

3. Coprire e lasciare cuocere le carote al vapore per circa 15-20 minuti, o fino a quando diventano tenere ma ancora leggermente croccanti.

4. Trasferire le carote cotte in una ciotola e condire con olio extravergine d'oliva e un pizzico di sale. Se preferito, guarnire con prezzemolo fresco tritato.

Valori nutrizionali per porzione: Calorie: 90 / Proteine: 1g / Carboidrati: 10g / Grassi: 5g / Fibre: 3g / Zuccheri: 5g

Note: Le carote cotte al vapore sono delicate sull'apparato digerente e sono una buona fonte di vitamina A, essenziale per la salute degli occhi e della pelle. La cottura a vapore è uno dei metodi più delicati, conservando la maggior parte delle proprietà nutritive delle carote. L'olio extravergine d'oliva non solo aggiunge sapore, ma fornisce anche grassi sani che possono aiutare a ridurre l'infiammazione intestinale. Evitate di cuocere eccessivamente le carote per mantenere una buona quantità di fibra senza renderle troppo dure.

Zucchine Grigliate con Timo

Porzioni: 4 persone / **Tempo di preparazione:** 25 minuti

Ingredienti:

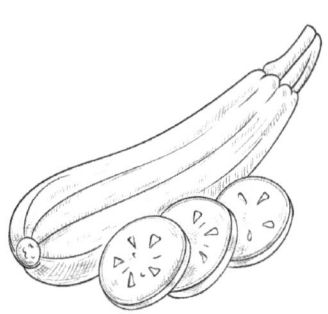

- Zucchine: 4 (di medie dimensioni)

- Olio extravergine d'oliva: 2 cucchiai

- Foglioline di timo fresco: 2 cucchiaini

- Sale: q.b.

- Pepe (facoltativo): q.b.

Istruzioni:

1. Lavare e asciugare le zucchine. Tagliarle a fette sottili in senso longitudinale.

2. Pre-riscaldare una griglia o una padella antiaderente a fuoco medio-alto.

3. In una ciotola, mescolare le fette di zucchine con l'olio, il timo, sale e pepe a piacere.

4. Disporre le zucchine sulla griglia (o padella) in modo che non si sovrappongano. Cuocere per 3-4 minuti per lato o fino a quando sono tenere e leggermente caramellate.

5. Trasferire le zucchine grigliate su un piatto e servire immediatamente.

Valori nutrizionali per porzione: Calorie: 70 / Proteine: 2g / Carboidrati: 4g / Grassi: 5g / Fibre: 1g / Zuccheri: 3g

Note: Le zucchine sono un'ottima opzione per chi convive con il Morbo di Crohn grazie alla loro digeribilità e al basso contenuto di fibre insolubili, che possono irritare l'intestino durante una fase attiva della malattia.

Spinaci Cotti con Aglio Dorato

Porzioni: 4 persone / **Tempo di preparazione:** 20 minuti

Ingredienti:

- Spinaci freschi: 500g

- Aglio: 2 spicchi

- Olio extravergine d'oliva: 3 cucchiai

- Sale: q.b.

- Pepe (facoltativo): q.b.

- Peperoncino (facoltativo): un pizzico

Istruzioni:

1. Lavare accuratamente gli spinaci in acqua fredda. Rimuovere eventuali gambi duri e scolare.

2. In una padella grande, scaldare l'olio d'oliva a fuoco medio.

3. Affettare sottilmente gli spicchi d'aglio e aggiungerli all'olio caldo. Rosolare fino a quando non diventano leggermente dorati. Se preferite un po' di piccantezza, potete aggiungere un pizzico di peperoncino.

4. Aggiungere gli spinaci alla padella, un po' per volta, lasciando che ciascun lotto appassisca prima di aggiungere il successivo.

5. Una volta che tutti gli spinaci sono stati aggiunti e sono appassiti, condire con sale e pepe a piacere.

6. Mescolare bene e cuocere per altri 2-3 minuti, poi servire immediatamente.

Valori nutrizionali per porzione: Calorie: 85 / Proteine: 3g / Carboidrati: 4g / Grassi: 7g / Fibre: 2g

Note: Gli spinaci sono una fonte eccellente di vitamine, minerali e antiossidanti. Sono generalmente tollerati dalla maggior parte delle persone con il Morbo di Crohn quando cotti, in quanto la cottura riduce la fibra e facilita la digestione. L'aglio, oltre a conferire sapore, ha proprietà antimicrobiche e può aiutare a bilanciare la flora intestinale. Tuttavia, se notate che l'aglio vi causa disagio, potete limitarvi a rosolarlo nell'olio per aromatizzarlo, e poi rimuoverlo prima di aggiungere gli spinaci.

Insalata di Quinoa con Pomodori Cotti e Basilico

Porzioni: 4 persone / **Tempo di preparazione**: 45 minuti

Ingredienti:

- Quinoa: 200g

- Pomodori maturi (tipo San Marzano o datterini): 300g

- Basilico fresco: un mazzetto

- Olio extravergine d'oliva: 3 cucchiai

- Sale: q.b.

- Pepe nero (facoltativo): q.b.

- Aglio: 1 spicchio (facoltativo)

- Succo di limone: 1 cucchiaio

Istruzioni:

1. Risciacquare la quinoa in acqua corrente utilizzando un colino a maglie strette.

2. Portare ad ebollizione 600 ml di acqua in una pentola, aggiungere un pizzico di sale e versare la quinoa. Lasciar cuocere per 15-20 minuti o fino a quando la quinoa diventa trasparente e rilascia il suo germoglio bianco.

3. Nel frattempo, lavare i pomodori, tagliarli a metà o a quarti e disporli su una teglia da forno. Cospargere con un pizzico di sale, pepe, e l'olio d'oliva. Se si desidera, aggiungere lo spicchio d'aglio intero (sarà poi rimosso).

4. Cuocere i pomodori in forno preriscaldato a 180°C per 20-25 minuti, fino a quando diventano morbidi ma non disfatti.

5. Una volta cotta, scolare la quinoa e trasferirla in una ciotola

grande.

6. Aggiungere i pomodori cotti, mescolando delicatamente.

7. Cospargere con foglie di basilico spezzettate a mano e condire con succo di limone e olio d'oliva extra.

8. Mescolare delicatamente e assaporare, regolando di sale e pepe se necessario.

Valori nutrizionali per porzione: Calorie: 280 / Proteine: 8g / Carboidrati: 42g / Grassi: 9g / Fibre: 5g / Zuccheri: 5g

Note: La quinoa è un pseudo-cereale ricco di proteine e fibre, ma è anche naturalmente senza glutine, rendendola una scelta idonea per chi ha sensibilità al glutine. I pomodori cotti possono essere più facilmente digeribili rispetto ai pomodori crudi e contengono licopene, un potente antiossidante. Tuttavia, per alcune persone con Morbo di Crohn, i semi dei pomodori potrebbero essere irritanti, quindi è possibile desiderare di rimuoverli prima della cottura.

PIATTI UNICI

Polenta Morbida con Champignon Trifolati

Porzioni: 4 / **Tempo di preparazione:** 30 minuti

Ingredienti:

- 200 g di farina di mais per polenta

- 1 litro d'acqua

- Sale q.b.

- 250 g di funghi champignon freschi

- 2 spicchi d'aglio

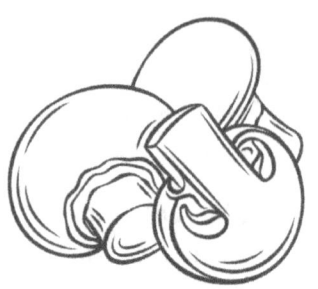

- 2 cucchiai di olio extravergine di oliva

- Prezzemolo fresco tritato

- Pepe nero q.b.

Istruzioni:

1. In una grande pentola, porta l'acqua salata a ebollizione. Aggiungi la farina di mais a pioggia, mescolando costantemente per evitare la formazione di grumi.

2. Riduci la fiamma e cuoci la polenta, mescolando di tanto in tanto, fino a quando diventa cremosa (circa 20-25 minuti).

3. Nel frattempo, pulisci i funghi con un panno umido e affettali sottilmente.

4. In una padella, scalda l'olio extravergine di oliva e soffriggi gli spicchi d'aglio schiacciati. Una volta dorati, rimuovili e aggiungi i funghi.

5. Cuoci i funghi fino a quando diventano teneri, poi aggiusta di sale e pepe.

6. Servi la polenta in piatti fondi, guarnisci con i funghi trifolati e cospargi con il prezzemolo fresco tritato.

Valori Nutrizionali per porzione: Calorie: 220 / Proteine: 5 g / Carboidrati: 38 g / Grassi: 7 g / Fibre: 3 g

Note: La polenta, essendo a base di mais, è naturalmente priva di glutine e tende ad essere ben tollerata da molte persone con il Morbo di Crohn. I funghi champignon offrono un sapore terroso e una consistenza carnosa che arricchiscono il piatto senza appesantirlo. Tuttavia, se hai notato che i funghi ti causano problemi, sentiti libero di ometterli o sostituire con un altro condimento di tua preferenza.

Cuscus con Verdure Cotte e Hummus

Porzioni: 4 | **Tempo di preparazione:** 30 minuti

Ingredienti:

- 200 g di cuscus

- 500 ml di brodo vegetale (senza glutammato monosodico e conservanti)

- 2 carote medie, tagliate a cubetti

- 1 zucchina media, tagliata a cubetti

- 1 peperone rosso, privato dei semi e tagliato a cubetti

- 200 g di hummus (preferibilmente fatto in casa)

- 2 cucchiai di olio extravergine di oliva

- 1 cucchiaino di curcuma in polvere

- Sale e pepe q.b.

Istruzioni:

1. Porta a ebollizione il brodo vegetale in una pentola. Quando bolle,

rimuovi dal fuoco, aggiungi il cuscus e la curcuma, mescola bene e copri con un coperchio. Lascia riposare per circa 5 minuti o fino a quando il cuscus ha assorbito tutto il liquido.

2. In una padella grande, riscalda l'olio extravergine di oliva e aggiungi le carote. Cuoci per 5 minuti a fuoco medio.

3. Aggiungi zucchine e peperone rosso e cuoci per altri 10 minuti, o fino a quando le verdure sono tenere ma non troppo cotte.

4. Fluffa il cuscus con una forchetta e mescola con le verdure nella padella. Aggiusta di sale e pepe a piacere.

5. Servi il cuscus con verdure in ciotole individuali, mettendo un cucchiaio generoso di hummus al centro di ogni porzione.

Valori Nutrizionali per porzione: Calorie: 320 / Proteine: 9 g / Carboidrati: 53 g / Grassi: 9 g / Fibre: 6 g

Note: Il cuscus è un'ottima alternativa ai cereali più tradizionali ed è generalmente ben tollerato da molte persone con il Morbo di Crohn, specialmente quando abbinato a verdure cotte che sono più facili da digerire rispetto alle loro controparti crude. L'aggiunta di hummus offre proteine vegetali e una cremosità che rende il piatto saziante. La curcuma, conosciuta per le sue proprietà anti-infiammatorie, è un bonus per chi cerca di gestire i sintomi infiammatori.

Polpette di lenticchie al sugo leggero

Porzioni: 4 / **Tempo di preparazione:** 45 minuti

Ingredienti:

- 250 g di lenticchie rosse secche

- 1 cipolla piccola, tritata

- 2 spicchi d'aglio, tritati

- 1 uovo leggermente sbattuto

- 80 g di pangrattato senza glutine

- Sale e pepe nero q.b.

- 1 cucchiaino di origano secco

- 1 cucchiaino di rosmarino tritato

- 500 ml di passata di pomodoro

- 1 cucchiaio di olio d'oliva

- Basilico fresco (per guarnire, opzionale)

Istruzioni:

1. Cuoci le lenticchie in abbondante acqua salata seguendo le istruzioni sulla confezione, scolandole una volta tenere. Lasciale raffreddare leggermente e frullale in un robot da cucina fino a ottenere una pasta.

2. In una ciotola grande, combina la pasta di lenticchie, la cipolla, l'aglio, l'uovo, il pangrattato, l'origano, il rosmarino, il sale e il pepe. Mescola fino a ottenere un composto omogeneo.

3. Forma delle polpette della dimensione di una noce e mettile da parte.

4. In una padella capiente, riscalda l'olio d'oliva a fuoco medio e aggiungi la passata di pomodoro. Porta a leggero bollore.

5. Aggiungi le polpette di lenticchie nella salsa e cuoci a fuoco medio-basso per 20-25 minuti, o fino a quando le polpette sono cotte e la salsa si è addensata leggermente.

6. Guarnisci con basilico fresco prima di servire, se desiderato.

Valori Nutrizionali per porzione: Calorie: 290 / Proteine: 15 g / Carboidrati: 40 g / Grassi: 8 g / Fibre: 9 g

Note: Le lenticchie rosse sono una fonte proteica vegetale che può essere più digeribile rispetto ad altre leguminose, specialmente quando sono ben cucinate e frullate. Tuttavia, se hai notato che le leguminose aggravano i tuoi sintomi, potresti voler consumarle con moderazione. La passata di pomodoro è una base di sugo leggera, ma se preferisci una consistenza più liscia o hai difficoltà a digerire pezzi di pomodoro, puoi frullarla prima di usarla.

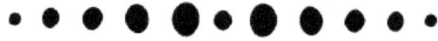

Omelette di Spinaci al Parmigiano

Porzioni: 2 persone / **Tempo di preparazione:** 25 minuti

Ingredienti:

- Uova: 4

- Spinaci freschi: 150g

- Parmigiano reggiano grattugiato: 30g

- Olio d'oliva extravergine: 2 cucchiai

- Sale: q.b.

- Pepe: q.b. (facoltativo)

Istruzioni:

1. Lavare gli spinaci sotto l'acqua corrente e scolarli.

2. In una padella antiaderente, scaldare un cucchiaio d'olio. Aggiungere gli spinaci e cuocere fino a che non siano appassiti. Scolare eventuali liquidi rilasciati e mettere da parte.

3. In una ciotola, rompere le uova e sbatterle con un po' di sale e pepe. Aggiungere metà del parmigiano grattugiato e mescolare bene.

4. Riscaldare l'olio rimasto in una padella antiaderente e versare le uova sbattute. Cuocere a fuoco medio.

5. Quando l'omelette inizia a prendere consistenza ma è ancora un po' liquida al centro, distribuire gli spinaci cotti su una metà dell'omelette.

6. Ripiegare l'omelette a metà, coprendo gli spinaci.

7. Continuare a cuocere per un altro minuto o due, finché l'omelette è completamente cotta.

8. Trasferire su un piatto, spolverare con il parmigiano rimasto e servire caldo.

Valori nutrizionali per porzione: Calorie: 290 / Proteine: 20g / Carboidrati: 3g / Grassi: 22g / Fibre: 1g / Zuccheri: 1g

Casseruola di Pesce Bianco con Riso Basmati

Porzioni: 4 persone / **Tempo di preparazione:** 50 minuti

Ingredienti:

- Pesce bianco (es. merluzzo, nasello): 600g

- Spinaci freschi: 300g

- Riso Basmati: 250g

- Brodo di verdura: 500ml

- Cipolla: 1 piccola, tritata finemente

- Aglio: 1 spicchio, tritato

- Olio d'oliva extravergine: 2 cucchiai

- Sale: q.b.

- Pepe nero (facoltativo): q.b.

- Succo di limone: da 1 limone

Istruzioni:

1. Risciacquare il riso basmati sotto l'acqua corrente fredda fino a quando l'acqua diventa limpida. Cuocere secondo le istruzioni sulla confezione usando il brodo di verdura.

2. In una padella grande, scaldare l'olio d'oliva e soffriggere la cipolla e l'aglio fino a quando diventano traslucidi.

3. Aggiungere gli spinaci alla padella e cuocere fino a quando si appassiscono.

4. Nel frattempo, tagliare il pesce in pezzi di dimensioni medie.

5. Una volta che gli spinaci sono appassiti, aggiungere il pesce alla padella. Condire con sale, pepe e succo di limone.

6. Coprire la padella e lasciare cuocere per circa 10-15 minuti, o fino a quando il pesce si sbriciola facilmente con una forchetta.

7. Servire il pesce e gli spinaci sopra il riso basmati cotto.

Valori nutrizionali per porzione: Calorie: 350 / Proteine: 28g / Carboidrati: 45g / Grassi: 7g / Fibre: 3g / Zuccheri: 1g

Note: La casseruola di pesce bianco è leggera e digeribile, rendendola un'opzione eccellente per chi ha il Morbo di Crohn. Il pesce fornisce proteine magre, mentre gli spinaci sono una buona fonte di vitamine e minerali. Il riso basmati è un carboidrato a basso indice glicemico e generalmente ben tollerato da molte persone con problemi gastrointestinali.

Pasta al forno con ricotta e spinaci

Porzioni: 4 persone / **Tempo di preparazione:** 15 minuti / **Cottura:** 30 minuti

Ingredienti:

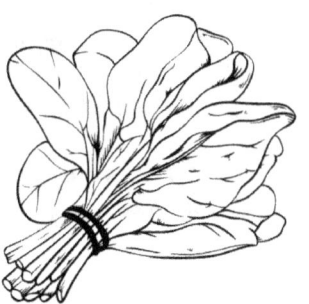

- Pasta corta integrale (es. rigatoni): 320g

- Spinaci freschi: 400g

- Ricotta fresca: 250g

- Parmigiano reggiano grattugiato: 50g

- Olio d'oliva extravergine: 2 cucchiai

- Sale: q.b.

- Pepe nero: q.b.

- Noce moscata: un pizzico

Istruzioni:

1. Preriscaldate il forno a 180°C.

2. Lessate la pasta in abbondante acqua salata seguendo le istruzioni sulla confezione, ma scolatela un paio di minuti prima del tempo indicato per ottenere una cottura al dente.

3. Nel frattempo, in una grande padella, scaldare l'olio d'oliva e aggiungere gli spinaci precedentemente lavati e sgocciolati. Cuocete fino a quando non saranno appassiti.

4. In una ciotola, mescolate la ricotta con il parmigiano, il pepe, la noce moscata e un pizzico di sale.

5. Aggiungete gli spinaci cotti alla miscela di ricotta e mescolate bene.

6. Unite la pasta e mescolate delicatamente, assicurandovi che sia ben condita con il composto di ricotta e spinaci.

7. Trasferite il tutto in una teglia da forno e livellate con una spatola.

8. Infornate per 25-30 minuti o fino a quando la parte superiore sarà dorata e croccante.

9. Servite caldo.

Valori Nutrizionali per porzione: Calorie: 420 kcal / Proteine: 18g / Carboidrati: 58g / Grassi: 12g / Fibre: 6g / Zuccheri: 4g / Sodio: 120mg

Insalata Tiepida di Orzo, Pollo Grigliato e Verdure al Vapore

Porzioni: 4 persone / **Tempo di preparazione:** 45 minuti

Ingredienti:

- Orzo: 200g

- Petto di pollo: 400g

- Zucchine: 1 grande o 2 piccole, tagliate a rondelle

- Carote: 2, tagliate a rondelle

- Broccolo: 1 piccolo, diviso in cimette

- Olio d'oliva extravergine: 3 cucchiai

- Sale: q.b.

- Pepe nero (facoltativo): q.b.

- Succo di limone: da 1 limone

- Erbe aromatiche fresche (es. prezzemolo, basilico): a piacere, tritate

Istruzioni:

1. Risciacquare l'orzo sotto l'acqua corrente fredda. Cuocere in abbondante acqua salata seguendo le istruzioni sulla confezione. Una volta cotto, scolarlo e metterlo in una ciotola grande.

2. Nel frattempo, cuocere le verdure al vapore fino a quando diventano tenere, ma ancora croccanti.

3. Condire il petto di pollo con un pizzico di sale e pepe. Grigliare il pollo fino a quando non è ben cotto e ha una bella doratura su entrambi i lati.

4. Una volta cotto, tagliare il pollo a fettine o a cubetti.

5. Unire l'orzo, il pollo e le verdure in una ciotola grande.

6. Condire con olio d'oliva, succo di limone e erbe aromatiche. Mescolare bene e assaggiare, regolando di sale e pepe se necessario.

Valori nutrizionali per porzione: Calorie: 380 / Proteine: 32g / Carboidrati: 45g / Grassi: 9g / Fibre: 6g / Zuccheri: 3g

Note: Questa insalata tiepida combina i benefici dell'orzo, un cereale ricco di fibre e nutriente, con il pollo magro e le verdure cotte al vapore. La cottura al vapore delle verdure le rende più facilmente digeribili e meno irritanti per il tratto digestivo.

Gli Snack

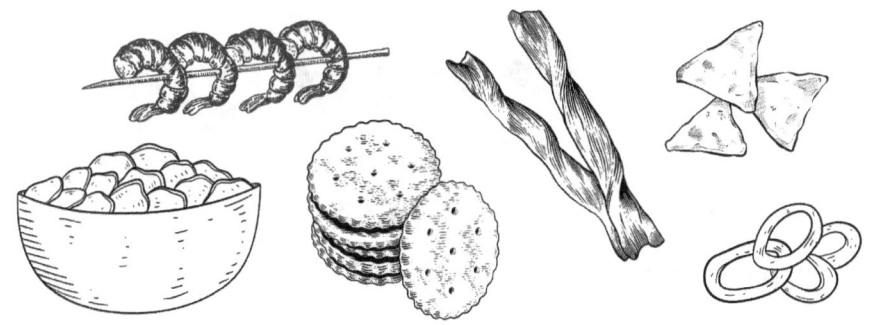

Come abbiamo già detto nel capitolo sulla colazione, l'alimentazione nel morbo di Crohn non è una questione da prendere alla leggera. Il tuo intestino, durante le fasi attive della malattia, può avere difficoltà a processare grandi quantità di cibo. Pertanto, dobbiamo sempre tenere a mente il concetto di "piccoli e frequenti pasti".

Lo snack, o spuntino, diventa quindi un componente fondamentale della nostra routine alimentare. Non stiamo parlando di un pacchetto di patatine o di un biscotto pieno di zucchero, ma di piccoli pasti nutrienti che aiutano a tenere sotto controllo la fame e ad evitare picchi di zucchero nel sangue, mantenendo il nostro sistema digestivo costantemente attivo senza però sovraccaricarlo.

Un'altra considerazione importante riguarda il momento in cui consumiamo questi snack. Non c'è una regola unica che vada bene per tutti. Alcune persone possono preferire fare uno spuntino a metà mattina, mentre altre possono preferire un pasto più leggero a pranzo seguito da uno spuntino pomeridiano. L'importante è ascoltare il proprio corpo e le sue esigenze.

Quindi, senza ulteriori indugi, ecco alcune idee per snack salutari e nutrienti che sono stati attentamente selezionati per essere digeribili e amici del vostro intestino. Vi incoraggio a sperimentare e adattare queste ricette alle vostre esigenze personali, sempre ricordando di annotare nel vostro diario alimentare eventuali reazioni a specifici ingredienti. Buona lettura e buon appetito!

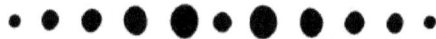

Cracker di riso con hummus di carote

Porzioni: 1 / **Tempo di preparazione:** 10 minuti / **Cottura:** 20 minuti

Ingredienti:

- 5 cracker di riso

- 2 carote medie

- 1 spicchio d'aglio

- 1 cucchiaio di tahini (pasta di semi di sesamo)

- 1 cucchiaio di olio d'oliva extra vergine

- Succo di 1/2 limone

- Sale q.b.

Istruzioni:

1. Lavare bene le carote e tagliarle a rondelle. Metterle in una pentola con acqua bollente e farle cuocere fino a quando non saranno tenere (circa 15-20 minuti).

2. Nel frattempo, preparare gli altri ingredienti per l'hummus. In un mixer o un frullatore, aggiungere l'aglio sbucciato, il tahini, l'olio

d'oliva, il succo di limone e un pizzico di sale.

3. Quando le carote sono cotte, scolarle e lasciarle raffreddare per qualche minuto. Quindi aggiungerle nel mixer con gli altri ingredienti.

4. Frullare fino ad ottenere una crema liscia. Se necessario, aggiungere un po' d'acqua per raggiungere la consistenza desiderata.

5. Servire l'hummus di carote sui cracker di riso. Puoi conservare l'hummus avanzato in frigorifero per 2-3 giorni.

Valori Nutrizionali per porzione: Calorie: 150 kcal / Proteine: 4 g / Carboidrati: 20 g / Grassi: 6 g / Fibre: 3 g

Palline di ricotta e miele

Porzioni: 1 / **Tempo di preparazione**: 10 minuti

Ingredienti:

- 100g di ricotta fresca e ben sgocciolata

- 1 cucchiaio di miele

- 1 pizzico di vaniglia in polvere (opzionale)

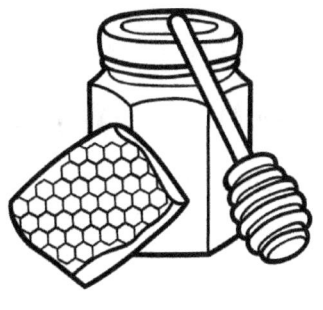

- Frutta secca tritata o granella di nocciole per la guarnizione (opzionale)

- Scorza di limone grattugiata (opzionale)

Istruzioni:

1. In una ciotola, mescola la ricotta fino a renderla omogenea e cremosa. Se preferisci una consistenza più fine, puoi passare la ricotta attraverso un colino.

2. Aggiungi il miele e la vaniglia in polvere alla ricotta e mescola bene fino a ottenere un composto uniforme.

3. Prendi piccole porzioni di questo composto con le mani o l'aiuto di due cucchiai e forma delle palline.

4. Se lo desideri, puoi rotolare le palline nella frutta secca tritata o nella granella di nocciole per dargli una finitura croccante.

5. Poni le palline su un piatto e, se lo desideri, guarnisci con un filo di miele e/o un po' di scorza di limone grattugiata.

6. Conserva in frigorifero fino al momento di servire.

Valori Nutrizionali per porzione: Calorie: 240 kcal / Proteine: 11 g / Carboidrati: 18 g (di cui zuccheri 17g) / Grassi: 13 g / Fibre: 0

Cestini di insalata con pollo e avocado

Porzioni: 4 / **Tempo di preparazione:** 20 minuti / **Cottura:** 10 minuti

Ingredienti:

- 2 petti di pollo cotti e tritati

- 1 avocado maturo, tagliato a dadini

- 4 foglie di lattuga iceberg o romana, lavate e asciugate

- 1 pomodoro medio, senza semi e tagliato a dadini

- 1 cetriolo piccolo, tagliato a dadini

- 1 cucchiaio di succo di limone fresco

- Sale e pepe q.b. (secondo le proprie preferenze e tolleranze)

- 1 cucchiaio di olio extra vergine di oliva

Istruzioni:

1. In una ciotola, mescolare il pollo tritato, l'avocado, il pomodoro e il cetriolo.

2. Condire con il succo di limone, l'olio extra vergine di oliva, sale e pepe. Mescolare bene fino a quando tutti gli ingredienti sono ben combinati.

3. Prendere una foglia di lattuga e mettere un po' del mix di pollo e avocado al centro.

4. Ripetere l'operazione con le altre foglie di lattuga.

5. Servire immediatamente.

Valori nutrizionali per porzione: Calorie: 210 / Proteine: 22g / Grassi: 11g / Carboidrati: 8g / Fibre: 5g / Zuccheri: 2g

Barrette di banana e avena

Porzioni: 6 barrette / **Tempo di preparazione:** 10 minuti / **Cottura:** 15-20 minuti

Ingredienti:

- 2 banane mature, schiacciate

- 150g di avena in fiocchi

- 50g di noci tritate (o altro tipo di frutta secca a piacere)

- 1 cucchiaio di miele (o sciroppo d'acero)

- 1 cucchiaino di estratto di vaniglia

- Un pizzico di sale

- 1 cucchiaino di cannella (opzionale)

- 50g di gocce di cioccolato fondente (opzionale)

Istruzioni:

1. Preriscalda il forno a 180°C e rivesti una teglia rettangolare con carta forno.

2. In una ciotola grande, schiaccia le banane con una forchetta fino a ottenere una purea.

3. Aggiungi l'avena, le noci, il miele, l'estratto di vaniglia, il sale e la cannella alla purea di banana. Mescola bene fino a quando tutti gli ingredienti sono ben combinati.

4. Se desideri, puoi aggiungere gocce di cioccolato fondente al composto.

5. Trasferisci il composto nella teglia preparata e spianalo uniformemente con una spatola o il dorso di un cucchiaio.

6. Cuoci in forno per 15-20 minuti o fino a quando le barrette sono dorate e solide al tatto.

7. Una volta cotte, rimuovi le barrette dal forno e lascia raffreddare completamente prima di tagliarle in barrette della dimensione desiderata.

Valori Nutrizionali per porzione: Calorie: 190 kcal / Proteine: 5 g / Carboidrati: 32 g (di cui zuccheri 11g) / Grassi: 6 g / Fibre: 4 g

Nota: Queste barrette sono un'ottima opzione per uno snack energetico e nutriente, perfetto per quando sei in movimento o hai bisogno di uno spuntino veloce. Puoi conservarle in un contenitore ermetico per 3-4 giorni.

Yogurt greco con miele e semi di lino macinati

Porzioni: 1 / **Tempo di preparazione:** 5 minuti

Ingredienti:

- 150g di yogurt greco
- 2 cucchiai di miele
- 1 cucchiaio di semi di lino macinati
- Una spruzzata di cannella (opzionale)
- Frutta fresca per guarnire, come lamponi o fragole (opzionale)

Istruzioni:

1. Prendi una ciotola e versaci lo yogurt greco.
2. Aggiungi il miele sopra lo yogurt, distribuendolo in modo uniforme.
3. Cospargi i semi di lino macinati sull'insieme.
4. Se lo desideri, puoi aggiungere una spruzzata di cannella per un tocco in più di sapore.

5. Guarnisci con la frutta fresca a tua scelta.

6. Mescola il tutto delicatamente con un cucchiaio prima di gustare.

Valori Nutrizionali per porzione: Calorie: 210 kcal / Proteine: 12 g / Carboidrati: 23 g (di cui zuccheri 19g) / Grassi: 7 g / Fibre: 3 g

Nota: Questa combinazione offre una buona dose di proteine grazie allo yogurt greco, mentre il miele fornisce un tocco dolce naturale. I semi di lino macinati, oltre a dare un leggero sapore di nocciola, sono una fonte di acidi grassi essenziali e fibre. Puoi variare questa ricetta in base ai tuoi gusti, aggiungendo noci, semi diversi o altri tipi di frutta secca o fresca.

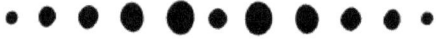

Chips di patate dolci al forno

Porzioni: 2 / **Tempo di preparazione**: 10 minuti / **Cottura**: 20-25 minuti

Ingredienti:

- 1 patata dolce grande

- 1 cucchiaio di olio d'oliva

- Sale marino, q.b.

- Paprika dolce o rosmarino tritato (opzionale, per un tocco di sapore in più)

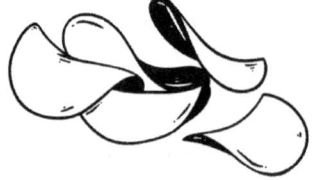

Istruzioni:

1. Preriscalda il forno a 180°C.

2. Sbuccia la patata dolce e tagliala a fette sottili, cercando di man-

tenerle dello stesso spessore per una cottura uniforme.

3. In una ciotola, mescola le fette di patata dolce con l'olio d'oliva, assicurandoti che ogni fetta sia ben rivestita.

4. Disponi le fette su una teglia rivestita di carta da forno, facendo attenzione a non sovrapporle.

5. Cospargi leggermente con sale marino e, se lo desideri, paprika dolce o rosmarino tritato.

6. Cuoci in forno per 10-12 minuti, poi gira le chips e continua la cottura per altri 10-12 minuti o fino a quando diventano croccanti e dorati ai bordi.

7. Lascia raffreddare per qualche minuto prima di servire.

Valori Nutrizionali per porzione: Calorie: 150 kcal / Proteine: 2 g / Carboidrati: 32 g (di cui zuccheri 7g) / Grassi: 3,5 g / Fibre: 5 g

Nota: Le patate dolci sono una fonte eccellente di vitamina A e fibre. Queste chips al forno sono una versione più sana rispetto alle tradizionali patatine fritte e sono ideali per uno snack pomeridiano. Il trucco per ottenere delle chips croccanti è tagliare le fette in modo uniforme e non sovrapporle sulla teglia.

Mini-frittate con peperoni e zucchine

Porzioni: 6 mini-frittate / **Tempo di preparazione:** 15 minuti / **Cottura:** 20 minuti

Ingredienti:

- 4 uova grandi

- 1 zucchina piccola, finemente tritata

- 1/2 peperone rosso, finemente tritato

- 2 cucchiai di latte (o latte senza lattosio, se necessario)

- Sale e pepe q.b.

- 1 cucchiaio di olio d'oliva o spray da cucina

- 2 cucchiai di parmigiano grattugiato (opzionale)

- Erbe aromatiche fresche tritate (es. prezzemolo), per guarnire

Istruzioni:

1. In una ciotola, sbattere le uova con il latte fino a quando non sono ben mescolate. Aggiungere un pizzico di sale e pepe.

2. Incorporare la zucchina e il peperone tritati alle uova battute.

3. Scaldare una padella antiaderente e ungere leggermente con olio d'oliva o utilizzare uno spray da cucina.

4. Versare un po' del composto di uova nella padella formando delle piccole frittate. Lasciare cuocere per 2-3 minuti per lato o fino a quando sono dorate e cotte all'interno.

5. Ripetere fino ad esaurimento dell'impasto.

6. Trasferire le mini-frittate su un piatto e cospargere con parmigiano grattugiato (se utilizzato) e erbe aromatiche fresche.

7. Servire calde o a temperatura ambiente.

Valori nutrizionali per porzione: Calorie: 90 / Proteine: 6g / Grassi: 6g / Carboidrati: 2g / Fibre: 0.5g

Note: Le mini-frittate sono uno snack ideale per chi ha il morbo di Crohn poiché contengono proteine di facile digestione provenienti dalle uova e verdure cotte che sono generalmente più tollerate. La zucchina e il peperone, quando cotti, diventano più digeribili e meno irritanti per l'intestino. Se si hanno particolari sensibilità, è possibile omettere il peperone o sostituirlo con altre verdure tollerate.

Insalata di quinoa fredda con verdure cotte

Porzioni: 2 / **Tempo di preparazione:** 20 minuti / **Cottura:** 15 minuti

Ingredienti:

- 100 g di quinoa (ben sciacquata e sgocciolata)

- 250 ml di brodo vegetale o acqua

- 1 carota (pelata e tagliata a cubetti)

- 1 zucchina (tagliata a cubetti)

- 1/2 peperone rosso (senza semi e tagliato a cubetti)

- 2 cucchiai di olio d'oliva extra vergine

- Sale e pepe q.b.

- Succo di 1/2 limone

- 2 cucchiai di prezzemolo fresco tritato (opzionale)

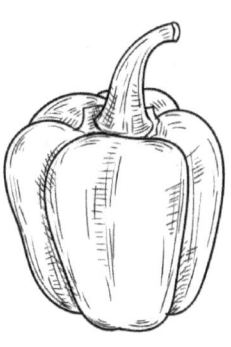

Istruzioni:

1. In una pentola, porta il brodo vegetale o l'acqua a ebollizione. Aggiungi la quinoa, riduci il fuoco al minimo, copri e cuoci per circa 15 minuti o fino a quando la quinoa è cotta e ha assorbito

tutto il liquido. Togli dal fuoco e lascia riposare per 5 minuti, poi sgranala con una forchetta.

2. Nel frattempo, in una padella, scalda 1 cucchiaio di olio d'oliva e soffriggi le verdure a cubetti per circa 5-7 minuti o fino a quando sono tenere ma ancora croccanti.

3. In una ciotola grande, combina la quinoa cotta e le verdure cotte. Condisci con il restante olio d'oliva, il succo di limone, sale, pepe e, se lo desideri, il prezzemolo tritato. Mescola bene.

4. Lascia raffreddare in frigorifero per almeno 30 minuti prima di servire. L'insalata di quinoa è ottima da sola o come contorno.

Valori Nutrizionali per porzione: Calorie: 290 kcal / Proteine: 8 g / Carboidrati: 45 g (di cui zuccheri 3g) / Grassi: 10 g / Fibre: 5 g

Nota: Questa insalata di quinoa è perfetta come snack rinfrescante nelle giornate calde. La quinoa è un'ottima fonte di proteine e amminoacidi essenziali, mentre le verdure cotte forniscono una serie di vitamine e minerali importanti.

Barrette Energetiche di Datteri e Noci

Porzioni: 10 barrette

Tempo di preparazione: 15 minuti / **Tempo di riposo:** 1 ora in frigo

Ingredienti:

- 200 gr di datteri senza nocciolo
- 150 gr di noci
- 50 gr di semi di chia

- 1 cucchiaio di miele o sciroppo d'acero (opzionale)

- 1 cucchiaino di estratto di vaniglia

- Un pizzico di sale

Istruzioni:

1. In un mixer o frullatore, tritate finemente le noci fino a ottenere una consistenza simile a quella delle briciole.

2. Aggiungere i datteri, i semi di chia, il miele o lo sciroppo d'acero (se utilizzato), l'estratto di vaniglia e il sale. Frullare fino a quando il composto diventa una massa appiccicosa.

3. Trasferire il composto in una teglia rivestita di carta da forno, pressando bene con le mani o il dorso di un cucchiaio per compattarlo uniformemente.

4. Refrigerare per almeno 1 ora per far indurire le barrette.

5. Una volta raffreddato, tagliare in barrette della dimensione desiderata.

Valori nutrizionali per porzione (1 barretta): Calorie: 155 / Proteine: 3 gr / Carboidrati: 21 gr / Grassi: 7 gr / Fibre: 3 gr

Crostini di patate dolci con avocado

Porzioni: 2 / **Tempo di preparazione**: 10 minuti / **Cottura**: 25-30 minuti

Ingredienti:

- 1 patata dolce grande, tagliata a fette spesse circa 1 cm

- 1 avocado maturo

- 1 cucchiaio di succo di limone

- Sale e pepe q.b.

- 1/2 cucchiaino di peperoncino in fiocchi (opzionale)

- 2 cucchiai di olio d'oliva extra vergine

- Prezzemolo o coriandolo tritato per guarnire (opzionale)

Istruzioni:

1. Preriscalda il forno a 200°C. Rivesti una teglia con carta da forno.

2. Spennella leggermente entrambi i lati delle fette di patata dolce con olio d'oliva e adagiale sulla teglia in un unico strato.

3. Cuoci le patate dolci nel forno per 25-30 minuti, girandole una volta a metà cottura, fino a quando sono dorate e tenere.

4. Nel frattempo, in una ciotola, schiaccia l'avocado con una forchetta fino a ottenere una crema. Mescola il succo di limone e condisci con sale, pepe e, se lo desideri, peperoncino in fiocchi.

5. Una volta cotte, lascia raffreddare leggermente le fette di patata dolce, poi spalmale generosamente con la crema di avocado.

6. Guarnisci con prezzemolo o coriandolo tritato, se lo desideri, e servi subito.

Valori Nutrizionali per porzione: Calorie: 320 kcal / Proteine: 4 g / Carboidrati: 40 g (di cui zuccheri 9g) / Grassi: 18 g / Fibre: 10 g

Nota: Questi crostini sono un'alternativa senza glutine ai tradizionali crostini di pane. L'avocado fornisce grassi sani e sazianti, mentre la patata dolce è una fonte di carboidrati complessi.

Mini muffin salati alle carote e noci

Porzioni: 12 mini muffin / **Tempo di preparazione:** 20 minuti / **Cottura:** 20-25 minuti

Ingredienti:

- 100g di carote grattugiate finemente
- 50g di noci tritate grossolanamente
- 150g di farina integrale (o farina senza glutine, se necessario)
- 1 cucchiaino di lievito in polvere
- 2 uova medie
- 60ml di olio d'oliva extra vergine
- 60ml di latte (o latte vegetale, se si preferisce)
- Un pizzico di sale
- Pepe nero q.b.
- 1 cucchiaino di erbe aromatiche secche (es. timo o rosmarino) – opzionale

Istruzioni:

1. Preriscalda il forno a 180°C e prepara una teglia per muffin rivestendo con pirottini di carta.
2. In una ciotola, mescola la farina, il lievito, il sale, il pepe e le erbe aromatiche.
3. In un'altra ciotola, sbatti le uova, poi aggiungi l'olio e il latte e

mescola fino ad ottenere un composto omogeneo.

4. Unisci il mix di ingredienti umidi a quello secchi e mescola delicatamente.

5. Aggiungi le carote grattugiate e le noci tritate, amalgamando bene.

6. Distribuisci l'impasto nei pirottini, riempiendo ciascuno per circa 2/3.

7. Inforna per 20-25 minuti o fino a quando i muffin sono dorati e un stecchino inserito al centro esce pulito.

8. Lascia raffreddare nella teglia per 5 minuti, poi trasferisci su una griglia e lascia raffreddare completamente.

Valori nutrizionali per porzione: Calorie: 115 / Proteine: 3g / Grassi: 8g / Carboidrati: 9g / Fibre: 1.5g

Tostadas di mais con guacamole delicato

Porzioni: 4 / **Tempo di preparazione:** 15 minuti

Ingredienti:

- 4 tostadas di mais (disponibili nei supermercati o negozi di alimenti etnici)

- 2 avocadi maturi

- 1 piccolo pomodoro, privato dei semi e tagliato a cubetti piccoli

- 1 cucchiaino di succo di limone fresco

- Sale q.b.

- Pepe nero q.b.

- 1/4 di cipolla rossa, tritata finemente (opzionale, per chi tollera le cipolle)

- 1 cucchiaino di coriandolo fresco tritato (opzionale)

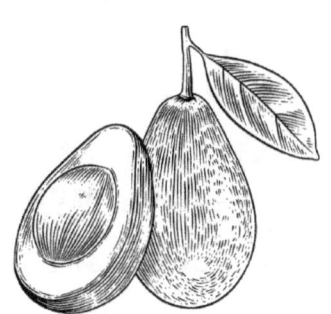

- 1/4 di peperoncino rosso dolce, tritato finemente (senza semi, opzionale per un tocco in più)

Istruzioni:

1. Taglia a metà e denocciola gli avocadi. Con un cucchiaio, raschia la polpa in una ciotola.

2. Schiaccia l'avocado con una forchetta fino a ottenere una purea liscia.

3. Aggiungi il succo di limone, il pomodoro a cubetti, sale e pepe. Se desideri, puoi anche aggiungere cipolla, coriandolo e peperoncino rosso.

4. Mescola fino ad ottenere un composto omogeneo.

5. Stendi un generoso strato di guacamole su ciascuna tostada e servi immediatamente.

Valori nutrizionali per porzione: Calorie: 220 / Proteine: 3g / Grassi: 15g / Carboidrati: 20g / Fibre: 7g

Note: Le tostadas di mais sono una buona alternativa ai classici toast di pane, soprattutto per chi ha problemi con il glutine. L'avocado, ricco di acidi grassi monoinsaturi, è un ottimo alleato per la salute intestinale. Tuttavia, se ti trovi in una fase acuta del morbo di Crohn, potresti voler ridurre o eliminare ingredienti come la cipolla o il peperoncino.

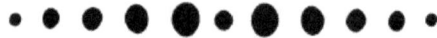

Bastoncini di carota e sedano con salsa allo yogurt

Porzioni: 2 persone / **Tempo di preparazione:** 15 minuti

Ingredienti:

- Carote: 2, grandi

- Sedano: 2 coste

- Yogurt greco: 200 g

- Succo di limone: 1 cucchiaino

- Aneto fresco (o altre erbe aromatiche a scelta): 1 cucchiaio, tritato

- Sale: un pizzico

- Pepe nero: a piacere (opzionale)

Istruzioni:

1. Lavare e pelare le carote, poi tagliarle in bastoncini di circa 7-8 cm di lunghezza.

2. Lavare il sedano e tagliare anch'esso in bastoncini di dimensioni simili.

3. In una ciotola, mescolare lo yogurt greco con il succo di limone, l'aneto tritato, un pizzico di sale e, se lo desideri, un pizzico di pepe nero.

4. Mescolare bene la salsa fino ad ottenere una consistenza omogenea.

5. Servire i bastoncini di carota e sedano con la salsa allo yogurt a

parte.

Valori nutrizionali per porzione:

Calorie: 90 / Proteine: 5g / Carboidrati: 10g / Grassi: 2g / Fibre: 3g

Nota: Gli snack a base di verdure crude come carote e sedano sono una scelta eccellente per chi ha il morbo di Crohn, specialmente durante i periodi di remissione. La salsa allo yogurt offre proteine e probiotici che possono aiutare la digestione.

La Cena

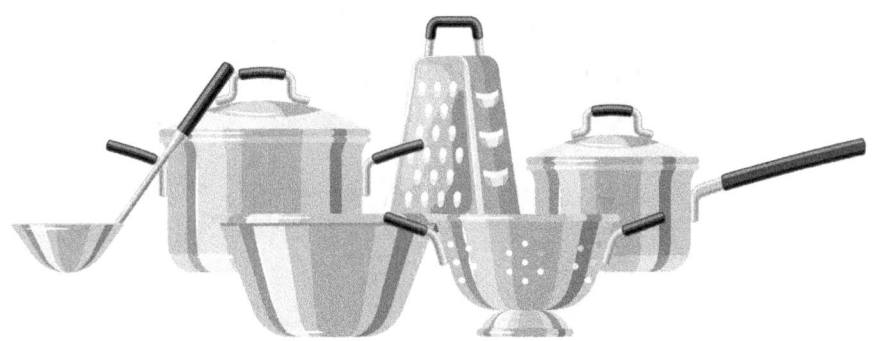

Nella frenetica routine della vita moderna, la cena è spesso il momento in cui possiamo sederci, rilassarci e goderci un pasto in pace. Molti di noi, dopo una lunga giornata di lavoro, cercano conforto in un piatto caldo e nutriente. Tuttavia, proprio per chi convive con il Morbo di Crohn, la cena diventa un pasto strategico: un'occasione per reintegrare i nutrienti senza aggravare i sintomi o disturbare il riposo notturno.

La regola generale, specialmente per chi ha problemi digestivi, è quella di cenare almeno 2-3 ore prima di andare a letto. Questo lascia al corpo il tempo necessario per digerire e assorbire correttamente il cibo, prevenendo sensazioni di pesantezza durante la notte. Il concetto da capire è che quindi non conta solo cosa si mangia, ma anche come e quando lo si fa.

Una cena equilibrata dovrebbe essere:

- Leggera, per evitare di sovraccaricare lo stomaco e garantire un buon sonno.

- Nutriente, perché anche se la cena dovrebbe essere più leggera del pranzo, ciò non significa che debba essere priva dei nutrienti necessari per il nostro corpo.

In questo capitolo, vi guiderò attraverso una serie di ricette appositamente pensate per la cena. Troverete proposte leggere, ideali per chi desidera qualcosa di facilmente digeribile prima del riposo notturno. Ma anche ricette nutrienti, perfette per chi ha avuto una giornata particolarmente intensa o sente il bisogno di un pasto più sostanzioso. Il nostro obiettivo è di bilanciare gusto, benessere e nutrizione, per rendere ogni cena un momento di piacere e cura di sé.

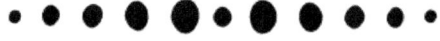

PRIMI

Zuppa di Lenticchie e Patate Dolci

Porzioni: 4 / **Tempo di preparazione:** 50 minuti

Ingredienti:

- 200 g di lenticchie (preferibilmente già ammollate)
- 2 patate dolci medie, pelate e tagliate a cubetti
- 1 cipolla media, tritata
- 2 spicchi d'aglio, tritati
- 1 litro di brodo vegetale (senza glutammato monosodico e conservanti)
- 2 cucchiai di olio extravergine di oliva
- Sale e pepe q.b.
- 1 cucchiaino di curcuma in polvere

- 1 cucchiaino di paprika dolce

- Coriandolo fresco (opzionale) per guarnire

Istruzioni:

1. In una grande pentola, scalda l'olio extravergine di oliva a fuoco medio. Aggiungi la cipolla e l'aglio tritati, soffriggi finché non diventano morbidi e traslucidi.

2. Aggiungi le patate dolci e le lenticchie, mescolando bene per alcuni minuti.

3. Incorpora la curcuma e la paprika, mescolando bene per assicurarti che le verdure siano ben condite.

4. Versa il brodo vegetale e porta a ebollizione. Riduci il fuoco e lascia sobbollire finché le lenticchie e le patate dolci non sono tenere, circa 30-35 minuti.

5. A questo punto, puoi lasciare la zuppa così com'è per una consistenza più rustica, o utilizzare un frullatore a immersione per renderla più liscia e cremosa.

6. Assaggia e aggiusta di sale e pepe a piacimento.

7. Servi caldo, guarnendo con coriandolo fresco se desiderato.

Valori Nutrizionali per porzione: Calorie: 295 / Proteine: 13 g / Carboidrati: 53 g / Grassi: 4 g / Fibre: 15 g

Nota: Le lenticchie sono una fonte eccellente di proteine e fibre, che possono aiutare a mantenere la salute intestinale. Tuttavia, ricorda che alcune persone potrebbero trovare i legumi difficili da digerire, soprattutto durante una fase attiva della malattia. Se questo è il tuo caso, potresti considerare di ridurre la quantità di lenticchie o di frullare completamente la zuppa per una consistenza più liscia.

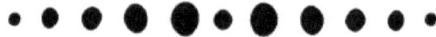

Penne rigate al pesto di carote e semi di zucca

Porzioni: 4 / **Tempo di preparazione:** 25 minuti / **Cottura:** 15 minuti

Ingredienti:

- Penne rigate integrali: 320 g

- Carote fresche e pulite: 3 medie

- Semi di zucca tostati: 60 g

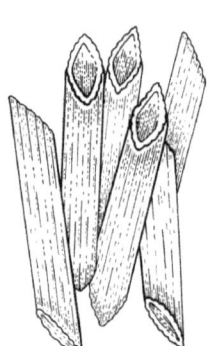

- Parmigiano reggiano grattugiato: 40 g (facoltativo, si può escludere o sostituire con una versione senza lattosio)

- Olio extravergine di oliva: 4 cucchiai

- Aglio: 1 spicchio (facoltativo, può essere escluso se causa fastidio)

- Sale: q.b.

- Pepe nero: q.b.

- Acqua di cottura della pasta: q.b. (per diluire il pesto se necessario)

Istruzioni:

1. Portare ad ebollizione una pentola d'acqua con un pizzico di sale. Cuocere le carote fino a quando non sono morbide.

2. Mentre le carote cuociono, in una padella antiaderente, tostare i semi di zucca fino a quando non diventano dorati. Attenzione a non bruciarli.

3. In un mixer o con un frullatore ad immersione, combinare le

carote cotte, i semi di zucca tostati, l'aglio (se si decide di usarlo), il parmigiano, l'olio, il sale e il pepe nero. Frullare fino ad ottenere una crema liscia e omogenea. Se il pesto risulta troppo denso, aggiungere un po' d'acqua di cottura della pasta per diluirlo.

4. Cuocere le penne rigate seguendo le istruzioni sulla confezione. Conservare una tazza d'acqua di cottura prima di scolare la pasta.

5. In una grande padella, unire il pesto di carote e semi di zucca con le penne. Mescolare bene fino a quando la pasta è ben condita. Se necessario, aggiungere un po' d'acqua di cottura per rendere il tutto più cremoso.

6. Servire caldo, guarnito con ulteriori semi di zucca tostati o un pizzico di pepe nero.

Valori nutrizionali per porzione: Calorie: 420 / Proteine: 14 g / Grassi: 12 g (di cui saturi: 2 g) / Carboidrati: 65 g (di cui zuccheri: 6 g) / Fibre: 8 g

Note: La carota offre una dolcezza naturale e una bella consistenza cremosa quando frullata, rendendo questo pesto un'ottima alternativa ai pesti tradizionali. I semi di zucca, oltre a dare croccantezza, sono anche una fonte di minerali come zinco e magnesio.

Crema di patate e porri

Porzioni: 4 / **Tempo di preparazione:** 15 minuti / **Cottura:** 25 minuti

Ingredienti:

- Patate: 500g (pelate e tagliate a cubetti)

- Porri: 2 (puliti e affettati sottilmente, solo la parte bianca)

- Brodo vegetale: 1 litro (preferibilmente fatto in casa o senza glutammato)

- Olio d'oliva extra vergine: 2 cucchiai

- Sale e pepe q.b.

- Prezzemolo tritato (opzionale): per guarnire

Istruzioni:

1. In una pentola capiente, riscaldare l'olio d'oliva e soffriggere i porri affettati fino a quando diventano traslucidi.

2. Aggiungere le patate a cubetti e mescolare bene, lasciandole insaporire per qualche minuto.

3. Versare il brodo vegetale nella pentola e portare a ebollizione.

4. Ridurre la fiamma, coprire e lasciare sobbollire per circa 20 minuti o fino a quando le patate sono tenere.

5. Una volta cotte, utilizzare un frullatore ad immersione per ridurre la zuppa a una crema liscia e omogenea. Se preferisci una consistenza più grossolana, puoi frullare solo una parte della zuppa.

6. Regolare di sale e pepe secondo il gusto e servire caldo. Guarnire con un po' di prezzemolo tritato, se lo desideri.

Valori nutrizionali per porzione: Calorie: 180 / Proteine: 3g / Carboidrati: 36g / Grassi: 3.5g / Fibre: 4g

Note: La crema di patate e porri è una ricetta delicata e facilmente digeribile, particolarmente adatta per chi ha il morbo di Crohn, soprattutto durante i periodi di flare-up. Il porro, essendo meno aggressivo dell'aglio o della cipolla, è generalmente tollerato da molti pazienti.

Risotto agli asparagi e zafferano

Porzioni: 4 / **Tempo di preparazione:** 15 minuti / **Cottura:** 25 minuti

Ingredienti:

- 300g di riso Carnaroli o Arborio
- 1 mazzetto di asparagi freschi (circa 250g)
- 1 bustina di zafferano in polvere
- 1 scalogno tritato finemente
- 750ml di brodo vegetale (meglio se fatto in casa e a basso contenuto di sale)
- 50ml di vino bianco (opzionale)
- 2 cucchiai di olio extravergine di oliva
- Sale e pepe q.b.
- Parmigiano reggiano grattugiato (opzionale, per chi lo tollera)

Istruzioni:

1. Lavare gli asparagi e rimuovere la parte finale del gambo, che tende ad essere legnosa. Tagliare gli asparagi a pezzetti, mantenendo le punte intere.

2. In una pentola capiente, scaldare l'olio extravergine di oliva e soffriggere lo scalogno tritato finché non diventa trasparente.

3. Aggiungere il riso e tostarlo per un paio di minuti, mescolando continuamente.

4. Se si decide di usare il vino, versarlo nel riso e lasciarlo evaporare.

5. Aggiungere gli asparagi tagliati e mescolare per un minuto.

6. Cominciare ad aggiungere il brodo vegetale un mestolo alla volta, mescolando spesso e aspettando che il liquido venga assorbito prima di aggiungere il successivo.

7. A metà cottura, aggiungere lo zafferano in polvere e mescolare bene per distribuire il colore e il sapore.

8. Continuare la cottura fino a quando il riso è "al dente" e ha una consistenza cremosa.

9. Regolare di sale e pepe a piacere. Se desiderato, aggiungere il parmigiano reggiano grattugiato e mescolare bene prima di servire.

Valori nutrizionali per porzione: Calorie: 320 / Proteine: 6g / Grassi: 7g / Carboidrati: 58g / Fibre: 2g

Note: Questo risotto, con la sua combinazione di asparagi e zafferano, è delicato per il sistema digestivo e offre un equilibrio tra carboidrati e vegetali. Gli asparagi sono una buona fonte di fibre, vitamine e minerali, ma se mai si nota una sensibilità personale dopo averli consumati, è consigliabile ridurne la quantità o evitarli.

Minestra di quinoa con verdure di stagione

Porzioni: 4 / **Tempo di preparazione:** 20 minuti / **Cottura:** 30 minuti

Ingredienti:

- 150g di quinoa (preferibilmente già lavata)

- 300g di verdure di stagione (ad esempio: zucchine, carote, peperoni, spinaci, ecc.)

- 1 litro di brodo vegetale (preferibilmente fatto in casa e a basso contenuto di sale)

- 1 cipolla piccola tritata

- 2 spicchi d'aglio tritati

- 3 cucchiai di olio extravergine di oliva

- Sale e pepe q.b.

- Una manciata di prezzemolo fresco tritato (opzionale)

Istruzioni:

1. In una pentola capiente, scaldare l'olio extravergine di oliva e soffriggere la cipolla e l'aglio tritati fino a quando non diventano dorati.

2. Aggiungere le verdure di stagione tagliate a pezzetti e soffriggere per circa 5 minuti.

3. Versare la quinoa nella pentola e mescolare bene per combinare tutti gli ingredienti.

4. Aggiungere il brodo vegetale e portare a ebollizione.

5. Ridurre il fuoco e lasciar cuocere per circa 20-25 minuti, o fino a quando la quinoa è cotta e le verdure sono tenere.

6. Regolare di sale e pepe a piacere.

7. Servire calda con una spolverata di prezzemolo fresco tritato, se desiderato.

Valori nutrizionali per porzione:

Calorie: 280 / Proteine: 8g / Grassi: 10g / Carboidrati: 40g / Fibre: 5g

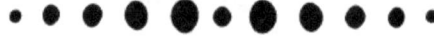

Tagliatelle integrali al pesto di rucola e noci

Porzioni: 4 / **Tempo di preparazione**:
15 minuti / **Cottura**: 10 minuti

Ingredienti:

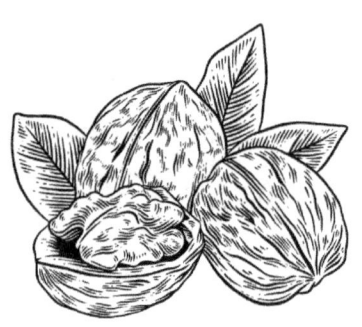

- 320g di tagliatelle integrali

- 2 tazze di rucola fresca lavata

- 50g di noci sgusciate

- 1 spicchio d'aglio

- 60g di parmigiano reggiano grattugiato

- 100ml di olio extravergine di oliva

- Sale e pepe q.b.

- Acqua di cottura della pasta q.b. (per rendere la salsa più cremosa)

Istruzioni:

1. Portare a ebollizione una pentola d'acqua salata e cuocere le tagliatelle integrali seguendo le istruzioni sulla confezione.

2. Nel frattempo, in un mixer o un frullatore, aggiungere la rucola, le noci, l'aglio e il parmigiano reggiano.

3. Iniziare a frullare e versare lentamente l'olio extravergine di oliva fino ad ottenere una crema.

4. Se il pesto risulta troppo denso, aggiungere un po' d'acqua di cottura della pasta per ottenere la consistenza desiderata.

5. Scolare le tagliatelle e riservare una tazza d'acqua di cottura.

6. Condire le tagliatelle con il pesto di rucola e noci e mescolare bene. Se necessario, aggiungere un po' d'acqua di cottura per rendere il tutto più cremoso.

7. Servire immediatamente, spolverando ulteriore parmigiano reggiano se desiderato.

Valori nutrizionali per porzione: Calorie: 550 / Proteine: 16g / Grassi: 30g / Carboidrati: 56g / Fibre: 7g

Note: Le tagliatelle integrali con rucola e noci offrono un equilibrio tra il piccante della rucola e la dolcezza delle noci, fornendo al contempo benefici nutrizionali come fibre e acidi grassi omega-3. Per chi convive con il morbo di Crohn, in fase attiva, potrebbe essere opportuno scegliere una pasta tradizionale se la fibra risulta irritante.

Crema di zucca con crostini di pane integrale

Porzioni: 4 / **Tempo di preparazione:** 20 minuti / **Cottura:** 40 minuti

Ingredienti:

- Zucca, 1kg

- Cipolla bianca, 1 media

- Brodo vegetale, 1 litro

- Pane integrale, 4 fette

- Olio extra vergine d'oliva, 2 cucchiai

- Sale e pepe q.b.

- Noce moscata, un pizzico

Istruzioni:

1. Iniziare pulendo la zucca: togliere la buccia, i semi e tagliarla a cubetti.

2. In una pentola capiente, soffriggere la cipolla tritata in un cucchiaio di olio d'oliva finché non diventa trasparente.

3. Aggiungere i cubetti di zucca alla pentola e soffriggere per circa 5 minuti.

4. Versare il brodo vegetale nella pentola e portare a ebollizione. Ridurre il fuoco e lasciar cuocere fino a quando la zucca diventa tenera (circa 30 minuti).

5. Una volta cotta, frullare la zucca e la cipolla con un mixer ad immersione fino ad ottenere una crema omogenea. Aggiungere sale, pepe e noce moscata a piacere.

6. Tostare le fette di pane integrale, e una volta pronte, cospargerle con un filo d'olio d'oliva.

7. Servire la crema di zucca ben calda accompagnata dai crostini di pane integrale.

Valori nutrizionali per porzione: Calorie: 210 / Proteine: 5g / Grassi: 4g / Carboidrati: 38g / Fibre: 5g

Note: La zucca è un ortaggio dal basso contenuto di fibra solubile, il che la rende adatta a chi soffre di Morbo di Crohn, in particolare durante le fasi di flare-up. Inoltre, è ricca di vitamine e minerali.

Spaghetti di riso con broccoli e gamberetti

Porzioni: 4 | **Tempo di preparazione:** 30 minuti

Ingredienti:

- Spaghetti di riso: 250g

- Broccoli: 400g, suddivisi in cimette

- Gamberetti freschi o surgelati: 200g, sgusciati

- Aglio: 2 spicchi, tritati finemente

- Olio extravergine di oliva: 2 cucchiai

- Peperoncino fresco (opzionale): 1, tritato

- Sale: q.b.

- Pepe: q.b.

- Succo di limone: 1 cucchiaio

- Prezzemolo fresco: un mazzetto, tritato

Istruzioni:

1. Portare ad ebollizione una pentola d'acqua salata e cuocere gli spaghetti di riso secondo le istruzioni sulla confezione. Scolare e riservare.

2. In una padella grande, riscaldare l'olio d'oliva a fuoco medio e aggiungere l'aglio tritato e il peperoncino (se lo si sta usando). Faire soffriggere per un minuto.

3. Aggiungere i broccoli e cuocere per 5-7 minuti, o fino a quando sono teneri ma ancora croccanti.

4. Aggiungere i gamberetti alla padella e cuocere per altri 3-5 minuti, o fino a quando sono completamente cotti e diventano di un

colore rosa intenso.

5. Unire gli spaghetti di riso alla padella con i broccoli e i gamberetti. Mescolare bene e assicurarsi che tutto sia ben caldo.

6. Condire con sale, pepe e succo di limone. Cospargere di prezzemolo fresco tritato prima di servire.

Valori nutrizionali per porzione: Calorie: 260 / Proteine: 15g / Grassi: 6g (di cui saturi 1g) / Carboidrati: 35g / Fibre: 3g / Sodio: 150mg

Note: Gli spaghetti di riso sono una valida alternativa per chi è intollerante al glutine, e tendono a essere più leggeri sulla digestione rispetto alla pasta tradizionale. I broccoli, ricchi di fibra ma non troppo aggressivi per chi soffre di Crohn, combinati con le proteine dei gamberetti, offrono un pasto equilibrato e gustoso. Se avete notato che il peperoncino vi irrita, omettetelo o usate una piccola quantità secondo la vostra tolleranza.

Risotto alle zucchine e limone

Porzioni: 4 persone / **Tempo di preparazione**: 15 minuti / **Cottura**: 25 minuti

Ingredienti:

- 320 g di riso Arborio o Carnaroli

- 2 zucchine medie

- 1 limone (scorza grattugiata e succo)

- 1 cipolla bianca piccola

- 1 litro di brodo vegetale leggero (senza glutammato e altre spezie che potrebbero irritare)

- 60 ml di vino bianco

- 2 cucchiai di olio d'oliva extra vergine

- Sale e pepe q.b.

- Una manciata di prezzemolo fresco tritato (opzionale)

Istruzioni:

1. In una padella, scaldare l'olio e soffriggere delicatamente la cipolla tritata fino a quando diventa trasparente.

2. Aggiungere le zucchine tagliate a rondelle sottili e cuocere per circa 5 minuti.

3. Unire il riso e tostarlo brevemente.

4. Versare il vino bianco e lasciar evaporare.

5. Iniziare ad aggiungere il brodo caldo, un mestolo alla volta, aspettando che venga assorbito prima di aggiungere il successivo.

6. A metà cottura, aggiungere la scorza grattugiata del limone.

7. Una volta cotto il riso, togliere dal fuoco e aggiungere il succo di limone. Mescolare bene per mantecare.

8. Se desiderato, guarnire con prezzemolo tritato prima di servire.

Valori nutrizionali per porzione: Energia: 280 kcal / Proteine: 6 g / Carboidrati: 52 g / Fibre: 2 g / Grassi: 4 g

SECONDI

Tacchino arrosto alle erbe con purea di patate

Porzioni: 4 / **Tempo di preparazione**: 25 minuti / **Cottura**: 1 ora e 30 minuti

Ingredienti:

Per il tacchino:

- 1 petto di tacchino (circa 1 kg)
- 2 cucchiai di olio extravergine d'oliva
- Mix di erbe aromatiche fresche a piacere, finemente tritate
- Sale e pepe nero q.b.
- 1 spicchio d'aglio, schiacciato (facoltativo)

Per la purea di patate:

- 4 patate medie, sbucciate e tagliate a cubetti
- 50 g di burro
- 100 ml di latte
- Sale q.b.

Istruzioni:

Tacchino:

1. Preriscaldare il forno a 180°C.

2. In una ciotola, combinare l'olio d'oliva, le erbe aromatiche, il sale, il pepe e l'aglio.

3. Stendere il mix di erbe e olio sul petto di tacchino in modo uniforme.

4. Disporre il tacchino in una teglia e cuocere in forno per circa 1

ora e 30 minuti, o fino a quando il tacchino è ben cotto e succoso all'interno.

5. Una volta cotto, lasciare riposare il tacchino per 10 minuti prima di affettarlo.

Purea di patate:

1. Portare a ebollizione una pentola d'acqua salata.

2. Aggiungere le patate e cuocere fino a quando diventano morbide.

3. Scolare le patate e metterle in una ciotola.

4. Aggiungere il burro e schiacciare le patate con uno schiacciapatate o un pestello.

5. Mentre schiacci, aggiungere lentamente il latte fino a ottenere una consistenza liscia e cremosa.

6. Condire con sale a piacere.

Valori nutrizionali per porzione: Calorie: 380 / Proteine: 40g / Grassi: 15g / Carboidrati: 20g / Fibre: 2g

Note: Il tacchino è una carne bianca magra, adatta per chi ha il morbo di Crohn grazie al suo basso contenuto di grassi. La purea di patate, quando preparata senza l'aggiunta di condimenti pesanti, può risultare delicata per l'intestino.

Filetto di orata al forno con erbe aromatiche

Porzioni: 4 / **Tempo di preparazione**: 15 minuti / **Cottura**: 20-25 minuti

Ingredienti:

- 4 filetti di orata (circa 150 g ciascuno)

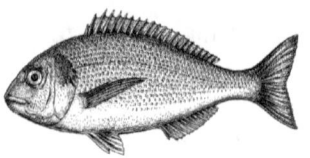

- 2 cucchiai di olio extravergine d'oliva

- 2 spicchi d'aglio, finemente tritati

- Mix di erbe aromatiche fresche a piacere (ad esempio rosmarino, timo, prezzemolo), finemente tritate

- Sale e pepe nero q.b.

- Succo di mezzo limone

- Scorza di limone grattugiata

Istruzioni:

1. Preriscaldare il forno a 180°C.

2. In una ciotola, mescolare l'olio d'oliva con l'aglio, le erbe aromatiche, il sale, il pepe e la scorza di limone.

3. Disporre i filetti di orata su una teglia rivestita di carta forno, con la pelle verso il basso.

4. Spalmare il mix di erbe e olio sui filetti di orata in modo uniforme.

5. Spruzzare il succo di limone sui filetti.

6. Cuocere in forno per 20-25 minuti o fino a quando il pesce si sbriciola facilmente con una forchetta.

7. Servire caldo.

Valori nutrizionali per porzione: Calorie: 230 / Proteine: 25g / Grassi: 10g / Carboidrati: 1g / Fibre: 0.5g

Uova strapazzate con spinaci cotti

Porzioni: 2 / **Tempo di preparazione:** 15 minuti

Ingredienti:

- Uova: 4

- Spinaci freschi: 200g

- Olio d'oliva extravergine: 1 cucchiaio

- Sale: q.b.

- Pepe: q.b. (facoltativo)

- Aglio: 1 spicchio (facoltativo, secondo le proprie tolleranze)

- Formaggio grattugiato (es. Parmigiano): 2 cucchiai (facoltativo)

Istruzioni:

1. In una padella ampia, scalda l'olio d'oliva (e l'aglio se lo usi) a fuoco medio.

2. Aggiungi gli spinaci lavati e ben scolati. Fai saltare finché non si ammorbidiscono, circa 3-5 minuti.

3. Nel frattempo, rompi le uova in una ciotola, sbatti leggermente con una forchetta e aggiungi un pizzico di sale.

4. Una volta che gli spinaci sono pronti, abbassa la fiamma e versa le uova nella padella.

5. Mescola delicatamente e cuoci fino a quando le uova sono appena rapprese, ma ancora umide.

6. Se lo desideri, puoi spolverare con un po' di formaggio grattugiato e pepe prima di servire.

Valori nutrizionali per porzione: Calorie: 210 / Proteine: 14g / Grassi: 15g / Carboidrati: 3g / Fibre: 1g

Note: Le uova sono una fonte di proteine facilmente digeribile e gli spinaci cotti sono una delle verdure più tollerate da molte persone con il morbo di Crohn. Tuttavia, l'aglio può essere irritante per alcuni; quindi, se sei nella fase attiva della malattia o se sai di avere sensibilità, puoi ometterlo dalla ricetta.

Branzino al cartoccio con pomodorini e olive

Porzioni: 2 / **Tempo di preparazione:** 15 minuti / **Cottura:** 20-25 minuti

Ingredienti:

- 2 filetti di branzino (circa 200g ciascuno, puliti e senza lische)

- 12 pomodorini ciliegino, tagliati a metà

- 24 olive nere snocciolate, tagliate a metà

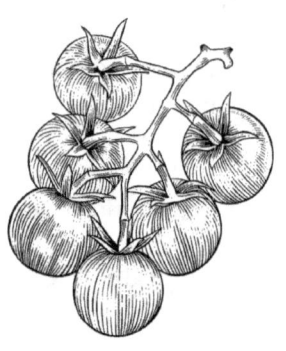

- 2 cucchiai di olio d'oliva extra vergine

- Sale e pepe q.b.

- 2 rametti di rosmarino

- 2 fette di limone
- 2 fogli di carta forno

Istruzioni:

1. Preriscalda il forno a 200°C.

2. Prendi un foglio di carta forno e poggia al centro il filetto di branzino. Distribuisci sopra metà dei pomodorini, delle olive e un rametto di rosmarino. Aggiungi una fetta di limone e cospargi con un cucchiaio di olio d'oliva, sale e pepe a piacere.

3. Richiudi il cartoccio piegando i bordi della carta forno per creare un sigillo. Ripeti l'operazione con l'altro filetto.

4. Disponi i cartocci su una teglia da forno e cuoci in forno per 20-25 minuti.

5. Una volta cotti, rimuovi dal forno e lascia riposare per un paio di minuti prima di servire.

Valori nutrizionali per porzione: Calorie: circa 300 / Proteine: 30g / Grassi: 15g / Carboidrati: 8g

Note: Il cartoccio è un metodo di cottura eccellente per mantenere intatte le proprietà nutritive degli alimenti, riducendo al minimo l'aggiunta di grassi.

Scaloppine di vitello al limone

Porzioni: 4 / **Tempo di preparazione**: 15 minuti / **Cottura**: 10 minuti

Ingredienti:

- Vitello (scaloppine): 8 fettine

- Limoni: 2 (succo e scorza grattugiata)

- Farina: q.b. (per infarinare leggermente le scaloppine)

- Burro: 30g

- Olio d'oliva extra vergine: 2 cucchiai

- Sale: q.b.

- Pepe nero: q.b. (facoltativo, da limitare in caso di flare-up)

- Brodo vegetale: 100 ml (senza glutammato e a basso contenuto di sale)

- Prezzemolo fresco tritato: per guarnire

Istruzioni:

1. Iniziare lavando e asciugando accuratamente le fettine di vitello. Infarinarle leggermente, eliminando l'eccesso di farina.

2. In una larga padella, scalda l'olio e il burro a fuoco medio. Una volta caldo, aggiungi le scaloppine e cuoci per circa 2-3 minuti per lato, fino a quando non saranno dorate.

3. Una volta cotte, trasferisci le scaloppine in un piatto e copri per mantenerle calde.

4. Nella stessa padella, aggiungi il succo di limone e il brodo vegetale. Porta a ebollizione e raschia il fondo della padella per incorporare tutti i gustosi residui di cottura. Riduci il fuoco e lascia sobbollire per 2-3 minuti.

5. Rimetti le scaloppine nella padella e mescola delicatamente per coprirle con la salsa al limone. Cuoci per altri 2 minuti.

6. Assaggia e aggiusta di sale e pepe (ricorda di limitare il pepe se sei in una fase delicata).

7. Servi le scaloppine guarnite con scorza di limone grattugiata e prezzemolo tritato.

Valori nutrizionali per porzione: Calorie: 250 kcal / Proteine: 28 g / Grassi: 10 g / Carboidrati: 8 g / Fibre: 0,5 g

Note: Il vitello è una carne magra, facilmente digeribile, e il limone, non solo dà sapore, ma può anche aiutare nella digestione.

Zucchine ripiene con ricotta

Porzioni: 4 / **Tempo di preparazione**: 20 minuti / **Cottura**: 25 minuti

Ingredienti:

- Zucchine: 4 grandi

- Ricotta fresca: 200g

- Erbe aromatiche tritate (basilico, prezzemolo, origano): 3 cucchiai

- Parmigiano grattugiato: 30g

- Sale: q.b.

- Pepe nero: q.b. (facoltativo, da limitare in caso di flare-up)

- Olio d'oliva extra vergine: 2 cucchiai

- Pangrattato (facoltativo): 1 cucchiaio

Istruzioni:

1. Pre-riscalda il forno a 180°C.

2. Taglia le zucchine a metà per lunghezza e svuotale delicatamente

con un cucchiaio, lasciando un bordo di circa 1 cm.

3. In una ciotola, mescola la ricotta, le erbe aromatiche tritate, il parmigiano grattugiato, il sale e, se desiderato, una spolverata di pepe nero.

4. Riempire ciascuna zucchina con il composto di ricotta, premendo leggermente per far aderire il ripieno.

5. Metti le zucchine ripiene in una teglia da forno leggermente unta con olio d'oliva. Se lo desideri, puoi spolverare la parte superiore con un po' di pangrattato per una crosta leggermente croccante.

6. Irrora le zucchine con un filo d'olio d'oliva e cuoci in forno per 20-25 minuti, o fino a quando le zucchine sono tenere e il ripieno è dorato.

Valori nutrizionali per porzione: Calorie: 160 kcal / Proteine: 9 g / Grassi: 9 g / Carboidrati: 11 g / Fibre: 3 g

Note: Questo piatto unisce la dolcezza delle zucchine con la freschezza della ricotta e delle erbe aromatiche, creando un secondo leggero e gustoso. La ricotta è una fonte di proteine di facile digestione e basso contenuto di grassi, e le zucchine sono una fonte di fibre, ma delicate per il sistema digestivo.

Fesa di tacchino con salsa di mirtilli

Porzioni: 4 / **Tempo di preparazione:** 20 minuti / **Cottura:** 30 minuti

Ingredienti:

- Fesa di tacchino: 4 fettine

- Mirtilli freschi o surgelati: 200g

- Zucchero di canna o miele: 2 cucchiai (opzionale)

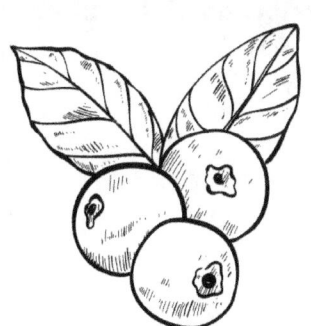

- Acqua: 50 ml

- Sale: q.b.

- Pepe nero: q.b. (facoltativo, da limitare in caso di flare-up)

- Olio d'oliva extra vergine: 2 cucchiai

- Timo fresco: 1 rametto (o 1 cucchiaino di timo secco)

Istruzioni:

1. In una padella, scaldare un cucchiaio d'olio d'oliva. Aggiungere le fettine di tacchino e cuocere fino a che non sono dorate da entrambi i lati. Rimuovere dalla padella e tenere da parte.

2. Nella stessa padella, aggiungere i mirtilli, l'acqua e lo zucchero o il miele (se utilizzato). Lasciare cuocere a fuoco medio fino a che i mirtilli cominciano a rilasciare il loro succo e la salsa si addensa leggermente.

3. Aggiungere il rametto di timo alla salsa e lasciar insaporire per qualche minuto.

4. Rimuovere il timo, regolare di sale e pepe secondo il gusto e, se necessario, aggiungere un po' d'acqua per ottenere la consistenza desiderata per la salsa.

5. Servire le fettine di tacchino con la salsa di mirtilli calda versata sopra.

Valori nutrizionali per porzione: Calorie: 210 kcal / Proteine: 30 g / Grassi: 7 g / Carboidrati: 8 g (senza l'aggiunta di zucchero/miele) / Fibre: 1 g

CONTORNI

Insalata di spinaci baby

Porzioni: 4 / **Tempo di preparazione:** 15 minuti

Ingredienti:

- Spinaci baby: 200g

- Mandorle tostate: 50g

- Olio extravergine d'oliva: 4 cucchiai

- Succo di limone fresco: 2 cucchiai

- Sale: q.b.

- Pepe nero: q.b. (facoltativo)

- Parmigiano reggiano a scaglie: 30g (facoltativo)

Istruzioni:

1. In una padella a fuoco medio, tostare le mandorle per 3-5 minuti o fino a quando non diventano leggermente dorate e profumate. Fare attenzione a non bruciarle. Una volta pronte, metterle da parte per raffreddare.

2. In una ciotola piccola, combinare l'olio extravergine d'oliva, il

succo di limone, sale e pepe. Mescolare bene fino ad ottenere un'emulsione.

3. In una ciotola grande, mettere gli spinaci baby lavati e asciugati. Versare sopra il condimento e mescolare delicatamente con le mani o con delle pinze da cucina, assicurandosi che gli spinaci siano ben conditi.

4. Distribuire l'insalata nei piatti. Cospargere le mandorle tostate e, se lo si desidera, aggiungere qualche scaglia di Parmigiano reggiano. Servire immediatamente.

Valori nutrizionali per porzione: Calorie: 180 / Proteine: 5g / Carboidrati: 6g / Grassi: 15g / Fibre: 3g

Note: Gli spinaci sono una buona fonte di ferro, vitamina C, vitamina K e acido folico. Questa insalata è delicata per chi ha il morbo di Crohn, soprattutto se consumata in piccole porzioni. Le mandorle tostate offrono una croccantezza e un apporto proteico extra, ma possono essere omesse se risulta difficile da digerire.

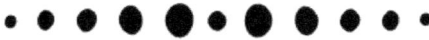

Patate al forno con rosmarino

Porzioni: 4 / **Tempo di preparazione:** 15 minuti / **Cottura:** 40-50 minuti

Ingredienti:

- Patate: 4 grandi

- Olio extravergine d'oliva: 3 cucchiai

- Rosmarino fresco: 2 rametti

- Sale: q.b.

- Pepe nero (opzionale): q.b.

Istruzioni:

1. Lava accuratamente le patate sotto l'acqua corrente, poi asciugale con un panno pulito. Se desideri, puoi pelarle, ma ricorda che la buccia contiene molte fibre e nutrimenti. Taglia le patate a spicchi o in quarti, in base alle tue preferenze.

2. In una ciotola grande, mescola le patate con l'olio extravergine d'oliva, assicurandoti che siano tutte ben ricoperte. Aggiungi il rosmarino tritato (o le sue foglie intere per un sapore più delicato), sale e, se lo desideri, un pizzico di pepe nero.

3. Preriscalda il forno a 200°C. Distribuisci le patate su una teglia rivestita di carta forno in un singolo strato, assicurandoti che non si sovrappongano. Cuoci nel forno preriscaldato per circa 40-50 minuti, girandole una o due volte durante la cottura, finché sono dorate e croccanti all'esterno e morbide all'interno.

4. Togli le patate dal forno e servi calde. Se lo desideri, puoi guarnire con ulteriore rosmarino fresco prima di portare in tavola.

Valori nutrizionali per porzione: Calorie: 200 kcal / Proteine: 4g / Grassi: 7g / Carboidrati: 30g / Fibre: 3g

Cavolfiori al vapore alla curcuma

Porzioni: 2 / **Tempo di preparazione:** 20 minuti

Ingredienti:

- 1 cavolfiore medio

- 1/2 cucchiaino di curcuma in polvere

- 1 cucchiaio d'olio extravergine d'oliva

- Sale q.b.

- Prezzemolo fresco tritato (opzionale)

Istruzioni:

1. Rimuovere le foglie esterne del cavolfiore e tagliarlo in cimette di dimensione simile.

2. Portare a ebollizione una pentola di acqua con un cestello per la cottura a vapore. Disporre le cimette di cavolfiore nel cestello.

3. Ridurre il calore e cuocere a vapore il cavolfiore per 10-15 minuti o fino a quando è tenero, ma ancora croccante.

4. Una volta cotto, trasferire il cavolfiore in una ciotola. Condire con l'olio d'oliva, spolverare con la curcuma e mescolare delicatamente per far aderire la spezia alle cimette.

5. Aggiustare con sale e, se lo desideri, guarnire con prezzemolo fresco tritato.

Valori nutrizionali per porzione: Calorie: 80 kcal / Proteine: 3 g / Grassi: 4 g / Carboidrati: 8 g / Fibre: 3 g

Note: Il cavolfiore è un ortaggio ricco di fibre e antiossidanti e, quando cotto a vapore, conserva molte delle sue proprietà nutritive. La curcuma, da parte sua, ha dimostrato di possedere proprietà anti-infiammatorie e può essere particolarmente benefica per chi soffre di problemi intestinali. Tuttavia, la quantità utilizzata in questa ricetta è moderata per evitare possibili irritazioni.

Lattuga romana e carote julienne

Porzioni: 2 | **Tempo di preparazione:** 15 minuti

Ingredienti:

- 1 cespo di lattuga romana
- 2 carote grandi
- Succo di 1/2 limone
- 3 cucchiai d'olio extravergine d'oliva
- Sale e pepe q.b.

Istruzioni:

1. Lavare accuratamente le foglie di lattuga sotto acqua fredda corrente e lasciarle scolare. Poi, asciugarle delicatamente con un panno da cucina pulito o un'insalatiera centrifuga.

2. Disporre le foglie di lattuga su un piatto da portata o in una ciotola grande.

3. Pelare le carote e tagliarle a julienne usando un pelapatate o una mandolina. Se non hai questi utensili, puoi semplicemente tagliare le carote a fettine sottili o a bastoncini.

4. Disporre le carote julienne sopra le foglie di lattuga.

5. In una piccola ciotola, mescolare il succo di limone con l'olio d'oliva. Aggiustare con sale e pepe secondo il proprio gusto.

6. Versare il condimento sull'insalata appena prima di servire, mescolando delicatamente per far sì che tutti gli ingredienti siano ben conditi.

Valori nutrizionali per porzione: Calorie: 130 kcal / Proteine: 1 g / Grassi: 10 g / Carboidrati: 9 g / Fibre: 3 g

Note: L'insalata di lattuga e carote è una delle preparazioni più semplici e digeribili. La carota, essendo un ortaggio dal contenuto di fibre solubili, può aiutare a ridurre l'infiammazione intestinale. L'olio extravergine d'oliva fornisce acidi grassi essenziali e ha proprietà anti-infiammatorie.

Peperoni arrostiti

Porzioni: 4 / **Tempo di preparazione**: 10 minuti / **Cottura**: 20-25 minuti

Ingredienti:

- Peperoni (preferibilmente di diversi colori come rosso, giallo e verde): 4

- Olio extravergine d'oliva: 3 cucchiai

- Sale: q.b.

- Pepe nero: q.b. (facoltativo)

- Aglio in polvere: ½ cucchiaino (facoltativo)

- Origano secco: ½ cucchiaino (facoltativo)

Istruzioni:

1. **Preparazione dei peperoni:** Lavare i peperoni, asciugarli e rimuovere i gambi, i semi e le membrane bianche interne. Tagliarli a strisce o in quarti.

2. **Condimento:** In una ciotola grande, mescolare le strisce di

peperoni con l'olio extravergine d'oliva, sale, pepe, aglio in polvere e origano. Assicurarsi che siano ben rivestiti.

3. **Arrostire:** Pre-riscaldare il forno a 200°C. Disporre i peperoni su una teglia rivestita di carta forno in modo che non si sovrappongano. Arrostire in forno per 20-25 minuti o fino a quando sono teneri e leggermente carbonizzati ai bordi. Girare una volta durante la cottura per assicurarsi una cottura uniforme.

4. **Servire:** Una volta cotti, trasferire i peperoni in un piatto e servire caldi o a temperatura ambiente.

Valori nutrizionali per porzione: Calorie: 90 / Proteine: 1g / Carboidrati: 6g / Grassi: 7g / Fibre: 2g

Note: I peperoni sono ricchi di vitamina C e antiossidanti. La cottura al forno rende questa ricetta delicata per l'apparato digerente. Tuttavia, alcune persone con morbo di Crohn potrebbero trovare i peperoni un po' irritanti, specialmente se consumati in grandi quantità. Se non si è sicuri della propria tolleranza, è sempre meglio iniziare con piccole porzioni e vedere come reagisce il proprio corpo.

PIATTI UNICI

Cuscus di Pesce

Porzioni: 4 / **Tempo di preparazione:** 35 minuti

Ingredienti:

- Cuscus: 200g

- Verdure miste (zucchine, carote, peperoni): 300g

- Filetti di pesce bianco (ad es. orata o branzino): 4

- Succo di 1 limone

- Scorza di 1 limone grattugiata

- Olio extra vergine d'oliva: 3 cucchiai

- Sale e pepe q.b.

- Prezzemolo fresco: un mazzetto

- Acqua: 200ml

Istruzioni:

1. In una ciotola grande, versare il cuscus e aggiungere l'acqua bollente. Coprire e lasciare riposare per circa 10 minuti o fino a quando l'acqua viene completamente assorbita.

2. Nel frattempo, preparare una vaporiera (o una pentola con un cestello) e cuocere al vapore le verdure precedentemente tagliate a pezzetti per circa 10-12 minuti, o fino a quando risultano tenere ma ancora croccanti.

3. In una padella antiaderente, riscaldare un cucchiaio di olio d'oliva. Cuocere i filetti di pesce 3-4 minuti per lato, o fino a cottura desiderata. Verso la fine della cottura, irrorare con il succo di limone e guarnire con la scorza grattugiata.

4. Sgranare il cuscus con una forchetta, aggiungendo 2 cucchiai di olio d'oliva, sale e pepe. Incorporare le verdure cotte a vapore e mescolare delicatamente.

5. Servire il cuscus in piatti individuali, adagiando sopra un filetto di pesce e guarnendo con prezzemolo fresco tritato.

Valori nutrizionali per porzione: Calorie: 320 / Proteine: 28g / Carboidrati: 35g / Grassi: 8g / Fibre: 5g

Note: Il cuscus, essendo un alimento facilmente digeribile, è una scelta ideale per chi ha problemi gastrointestinali. La cottura a vapore delle verdure mantiene i nutrienti e rende la digestione più semplice, riducendo il rischio di irritazioni. Il pesce è una fonte magra di proteine e, accompagnato dal limone, offre un tocco di freschezza e leggerezza al piatto, ideale per una cena.

Casseruola di riso integrale con manzo e verdure

Porzioni: 4 / **Tempo di preparazione:** 15 minuti / **Cottura:** 45 minuti

Ingredienti:

- 200g di riso integrale
- 300g di manzo magro tagliato a cubetti
- 1 cipolla media, tritata
- 2 peperoni, tagliati a cubetti
- 2 zucchine medie, tagliate a cubetti
- 2 spicchi d'aglio, tritati
- 400g di pomodori pelati in scatola
- 2 cucchiai di olio d'oliva
- Sale e pepe q.b.
- 1 cucchiaino di origano essiccato (o fresco)
- 1/2 cucchiaino di rosmarino essiccato (o fresco)

Istruzioni:

1. Preriscalda il forno a 180°C.

2. In una padella grande, riscalda l'olio d'oliva su fuoco medio. Aggiungi la cipolla e l'aglio tritati e soffriggi fino a che la cipolla diventa traslucida.

3. Aggiungi il manzo a cubetti e cuoci fino a che non è più rosa.

4. Incorpora i peperoni e le zucchine, continuando a cuocere per altri 5-7 minuti.

5. Aggiungi i pomodori pelati, il riso integrale, l'origano e il rosmarino. Mescola bene. Se necessario, aggiungi un po' d'acqua per assicurarti che il riso sia completamente sommerso.

6. Assaggia e aggiusta di sale e pepe.

7. Trasferisci il composto in una pirofila da forno e copri con un foglio di alluminio.

8. Inforna per circa 35-40 minuti o fino a quando il riso è cotto e ha assorbito tutto il liquido.

9. Togli dal forno e lascia riposare per qualche minuto prima di servire.

Valori nutrizionali per porzione: Calorie: 370 / Proteine: 22g / Carboidrati: 45g / Grassi: 10g / Fibre: 5g

Note: Il riso integrale ha un indice glicemico più basso rispetto al riso bianco, il che può aiutare a stabilizzare i livelli di zucchero nel sangue. La cottura lenta e il manzo magro rendono questo piatto particolarmente adatto per chi ha il morbo di Crohn, in quanto è nutriente ma delicato sul sistema digestivo.

Insalata Ricca con Tonno, Uova e Avocado

Porzioni: 2 | **Tempo di preparazione**: 15 minuti

Ingredienti:

- Tonno al naturale (in scatola): 150 gr

- Uova: 2

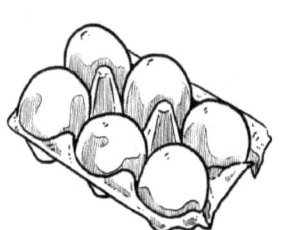

- Avocado: 1, maturo ma ancora sodo

- Olive nere denocciolate: 50 gr

- Lattuga o insalata mista: 200 gr, lavata e asciugata

- Pomodorini ciliegino: 100 gr, tagliati a metà

- Limone: il succo di ½ limone

- Olio d'oliva extra vergine: 2 cucchiai

- Sale e pepe: q.b.

Istruzioni:

1. Metti le uova in un pentolino con acqua fredda. Porta a bollore e lascia cuocere per circa 10 minuti. Scola e raffredda sotto l'acqua corrente. Una volta fredde, sbucciale e tagliale a spicchi.

2. Taglia l'avocado a metà, rimuovi il nocciolo e con l'aiuto di un cucchiaio preleva la polpa. Taglia la polpa a fette sottili e irrorala con un po' di succo di limone per evitare che si ossidi.

3. In una ciotola capiente, combina la lattuga, i pomodorini, l'avocado e il tonno sgocciolato. Aggiungi le olive nere e le fette di uova sode.

4. In una piccola ciotola, mescola il succo di limone con l'olio d'oliva, sale e pepe. Versa il condimento sull'insalata e mescola delicata-

mente per distribuirlo uniformemente.

5. Trasferisci l'insalata nei piatti e servila immediatamente.

Valori nutrizionali per porzione: Calorie: 400 kcal / Proteine: 25 gr / Grassi: 28 gr (di cui saturi 5 gr) / Carboidrati: 18 gr (di cui zuccheri 3 gr) / Fibre: 8 gr

Note: Questa insalata è ideale per chi soffre di Morbo di Crohn in fase di remissione. L'olio d'oliva e l'avocado forniscono grassi sani, mentre il tonno e le uova sono fonti di proteine facilmente digeribili.

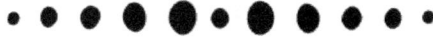

Stufato leggero di agnello con verdure

Porzioni: 4 / **Tempo di preparazione:** 20 minuti / **Cottura:** 2 ore

Ingredienti:

- 500g di agnello magro, tagliato a cubetti

- 2 carote medie, affettate

- 2 cipolle medie, affettate finemente

- 2 gambi di sedano, tagliati a pezzi

- 2 patate medie, pelate e tagliate a cubetti

- 1 litro di brodo di verdure (basso contenuto di sodio)

- 2 foglie di alloro

- 1 rametto di rosmarino

- Sale e pepe nero q.b.

- 2 cucchiai di olio d'oliva

Istruzioni:

1. In una pentola grande, riscaldate l'olio d'oliva a fuoco medio. Aggiungete la cipolla e soffriggete fino a quando diventa trasparente.

2. Aggiungete i cubetti di agnello alla pentola e rosolate fino a quando sono dorati da tutti i lati.

3. Una volta dorato l'agnello, aggiungete le carote, il sedano e le patate. Mescolate per far insaporire.

4. Versate il brodo di verdure nella pentola, assicurandovi che copra completamente la carne e le verdure.

5. Aggiungete le foglie di alloro e il rametto di rosmarino. Portate a ebollizione, poi riducete il fuoco e lasciate sobbollire coperto per circa 1,5 ore o fino a quando l'agnello è tenero.

6. Regolate di sale e pepe secondo il vostro gusto.

7. Prima di servire, rimuovete le foglie di alloro e il rametto di rosmarino. Servite caldo.

Valori nutrizionali per porzione: Calorie: 400 / Proteine: 30g / Carboidrati: 35g / Grassi: 15g / Fibre: 5g / Sodio: 250mg

Note: Lo stufato è un metodo di cottura lento e dolce che consente di mantenere la tenerezza della carne e di far assorbire alle verdure tutti i sapori. L'agnello, sebbene sia una carne rossa, può essere consumato con moderazione da chi soffre di Crohn, specialmente se viene cucinato in un piatto delicato come questo. La scelta di un brodo a basso contenuto di sodio aiuta a ridurre l'infiammazione intestinale.

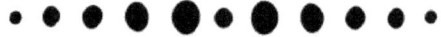

Sformato di patate e salmone

Porzioni: 4 / **Tempo di preparazione**: 25 minuti / **Cottura**: 40 minuti

Ingredienti:

- Patate: 500 g
- Salmone fresco (senza pelle): 300 g
- Panna da cucina leggera: 100 ml
- 2 uova
- Erba cipollina tritata: 2 cucchiai
- Sale e pepe q.b.
- Pangrattato: 2 cucchiai
- Olio d'oliva: 1 cucchiaio

Istruzioni:

1. Preriscalda il forno a 180°C.

2. Lessa le patate in abbondante acqua salata. Una volta cotte, scolale e schiacciale in una ciotola fino ad ottenere un purè.

3. In una padella, cuoci il salmone con un filo d'olio per 4-5 minuti per lato, fino a quando non si sbriciola facilmente. Una volta cotto, sbriciolalo e aggiungilo al purè di patate.

4. In una ciotola, combina la panna, le uova, l'erba cipollina tritata, sale e pepe. Mescola bene.

5. Aggiungi il composto di panna e uova al purè di patate e salmone e mescola fino a quando tutto è ben amalgamato.

6. Versa il composto in una teglia leggermente oliata e livella con una spatola.

7. Cospargi la superficie con il pangrattato.

8. Inforna per circa 40 minuti o fino a quando la superficie è dorata e croccante.

9. Lascia raffreddare leggermente prima di servire.

Valori nutrizionali per porzione: Calorie: 320 kcal / Proteine: 24 g / Grassi: 12 g (di cui saturi: 4 g) / Carboidrati: 30 g (di cui zuccheri: 2 g) / Fibre: 3 g / Sodio: 180 mg

Note: Questo sformato è un piatto completo, ricco di proteine di alta qualità provenienti dal salmone. Le patate forniscono una buona dose di carboidrati complessi, che danno energia e sazietà. Per chi soffre di Crohn, questo piatto è ideale in quanto non contiene ingredienti particolarmente irritanti e il salmone è una fonte di acidi grassi Omega-3, che hanno proprietà anti-infiammatorie.

Lasagne vegetariane con zucchine e ricotta

Porzioni: 4-6 / **Tempo di preparazione**: 20 minuti / **Cottura**: 45 minuti

Ingredienti:

- 12 sfoglie di lasagna (preferibilmente integrali o senza glutine, a seconda delle necessità)

- 4 zucchine medie, affettate sottilmente nel senso della lunghezza

- 500 g di ricotta

- 2 uova

- 100 g di parmigiano grattugiato

- Sale e pepe q.b.

- 2 cucchiai di olio d'oliva

- 500 ml di passata di pomodoro

- 2 spicchi d'aglio

- Una manciata di foglie di basilico fresco, tritate

- 100 g di mozzarella grattugiata (opzionale)

Istruzioni:

1. In una padella, scaldare l'olio d'oliva e soffriggere gli spicchi d'aglio tritati fino a quando non diventano dorati. Aggiungere la passata di pomodoro, un pizzico di sale e pepe, e cuocere a fuoco lento per circa 15 minuti. Rimuovere dall'elemento e aggiungere il basilico tritato.

2. In una ciotola, mescolare la ricotta con le uova e la metà del parmigiano grattugiato. Salare e pepare a piacere.

3. Pre-riscaldare il forno a 180°C.

4. In una teglia per lasagne, versare un po' di sugo sul fondo. Posizionare un primo strato di sfoglie di lasagna.

5. Distribuire un po' della miscela di ricotta, seguito da alcune fette di zucchine. Cospargere con un po' di sugo e continuare con un altro strato di lasagne.

6. Ripetere il processo, alternando gli strati, fino a esaurire tutti gli ingredienti, terminando con uno strato di lasagne, sugo, ricotta, e la restante mozzarella e parmigiano.

7. Coprire con un foglio di alluminio e cuocere in forno per 30 minuti. Dopo questo tempo, rimuovere l'alluminio e cuocere per altri 15 minuti, o fino a quando il formaggio sia dorato e la lasagna sia ben cotta.

8. Lasciare raffreddare per circa 10 minuti prima di servire.

Valori nutrizionali per porzione: Calorie: 350 / Proteine: 18 g / Carboidrati: 32 g / Grassi: 15 g / Fibre: 4 g

Note: Questa lasagna è particolarmente leggera e ben tollerata da molti pazienti con morbo di Crohn grazie all'uso di zucchine, che sono generalmente facili da digerire, e ricotta, che è un formaggio a basso contenuto di lattosio.

Insalata di riso

Porzioni: 4 / **Tempo di preparazione:** 30 minuti / **Cottura:** 20 minuti

Ingredienti:

- 200 gr di riso parboiled o riso integrale (a seconda delle proprie tolleranze)

- 1 zucchina piccola, tagliata a cubetti

- 1 peperone rosso, tagliato a cubetti (se tollerato)

- 1 carota, grattugiata finemente

- 100 gr di tonno al naturale in scatola, sgocciolato

- 2 cucchiai di olio d'oliva extra vergine

- Sale e pepe q.b.

- Foglie di basilico fresco (opzionale)

Istruzioni:

1. In una pentola grande, porta ad ebollizione abbondante acqua

salata. Aggiungi il riso e cuoci seguendo le istruzioni sulla confezione. Una volta cotto, scola e passa sotto acqua fredda per fermare la cottura. Lascia raffreddare.

2. In una ciotola grande, unisci il riso freddo, la zucchina, il peperone (se lo stai utilizzando), la carota e il tonno. Mescola delicatamente.

3. Condisci con olio d'oliva, sale e pepe. Se lo desideri, puoi aggiungere qualche foglia di basilico fresco per dare un tocco di sapore in più.

4. Conserva in frigorifero per almeno un'ora prima di servire. Questo permetterà ai sapori di amalgamarsi meglio.

Valori nutrizionali per porzione: Calorie: 270 / Proteine: 10 / Carboidrati: 40g / Grassi: 8g / Fibre: 3g

Il Dessert

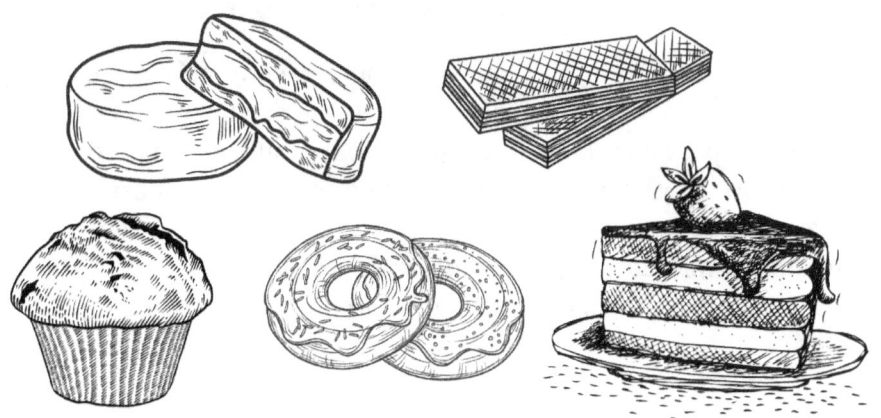

Quando pensiamo ai dessert, ci vengono subito in mente i ricordi più dolci: un compleanno in famiglia, una domenica a tavola, o quella torta speciale della nonna. Nel vasto panorama della gastronomia, il dolce rappresenta non solo il piacere puro ma anche il momento di conclusione, il sigillo perfetto di un pasto. È una sorta di rituale, quasi come dire: "E così, caro pasto, ti dedico questo finale memorabile".

Ma, come tutto, anche i dessert hanno un doppio volto. Per chi, come me, convive con il morbo di Crohn, la tentazione di un dessert può a volte diventare un'arma a doppio taglio. Gli ingredienti comuni di molti dolci - come lo zucchero raffinato, i latticini o certi tipi di farine - possono scatenare sintomi o aggravare la condizione in alcune persone.

Tuttavia, ciò non significa che dobbiamo dire addio a questo piacere. Al contrario! La chiave sta nella misura e nella conoscenza. Saper scegliere ingredienti adatti, moderare le porzioni e, a volte, concedersi quel dolcetto speciale sapendo come il nostro corpo potrebbe reagire, può fare tutta la differenza. Il dolce può e deve rimanere una gioia, ma con una consapevolezza in più.

È vero, la vita moderna spesso ci spinge a premiarci con dolci carichi di zuccheri e grassi, magari dopo una giornata stressante. Ma ricordiamoci che un piccolo pezzetto di una torta fatta in casa o una mousse delicata possono soddisfare la nostra voglia di dolce senza compromettere il nostro benessere. L'idea è di scegliere la qualità piuttosto che la quantità.

In questo capitolo, esploreremo una serie di ricette che, pur essendo deliziose, tengono in considerazione le esigenze di chi vive con il Crohn. Imparerete a preparare dolci che soddisfino il palato, ma che al contempo rispettino il vostro corpo. Ogni boccone sarà una celebrazione della dolcezza, ma con un occhio di riguardo alla salute. E ricordate sempre: anche nel mondo dei dolci, la moderazione è la chiave. Concediamoci quindi questo piacere, ma sempre con consapevolezza.

Mousse al Cacao e Avocado

Porzioni: 4 / **Tempo di preparazione**: 15 minuti / **Raffreddamento**: 2 ore

Ingredienti:

- 2 avocado maturi, medi

- 3 cucchiai di cacao in polvere non zuccherato

- 3-4 cucchiai di miele o sciroppo d'acero (regolabile a seconda dei gusti)

- 1 cucchiaino di estratto di vaniglia

- Un pizzico di sale

- 2-3 cucchiai di latte di mandorla (o altra bevanda vegetale, se necessario)

Istruzioni:

1. Taglia gli avocado a metà, rimuovi il nocciolo e metti la polpa in un mixer o frullatore.

2. Aggiungi il cacao in polvere, il miele o lo sciroppo d'acero, l'estratto di vaniglia e un pizzico di sale al mixer.

3. Frulla tutto fino a ottenere una consistenza liscia e cremosa. Se risulta troppo denso, aggiungi il latte di mandorla un cucchiaio alla volta fino a raggiungere la consistenza desiderata.

4. Trasferisci la mousse in ciotoline individuali e metti in frigorifero per almeno 2 ore prima di servire.

5. Se lo desideri, guarnisci con frutta fresca, noci tritate o cioccolato fondente grattugiato prima di servire.

Valori nutrizionali per porzione: Calorie: 250 / Grassi: 15g / Carboidrati: 30g / Proteine: 4g / Fibre: 10g

Note: Se il cacao risulta irritante, è possibile ridurre la quantità o ometterlo completamente per una versione più leggera e delicata della mousse.

Gelato di Mirtilli Fatto in Casa

Porzioni: 4 / **Tempo di preparazione**: 15 minuti (più il tempo di congelamento)

Ingredienti:

- 2 tazze di mirtilli freschi o congelati

- 1 tazza di yogurt senza lattosio o alternative vegetali (ad esempio, yogurt di cocco o di mandorla)

- 2-3 cucchiai di miele o sciroppo d'acero (regolate a seconda del vostro gusto)

- 1 cucchiaino di estratto di vaniglia (opzionale)

Istruzioni:

1. Se usi mirtilli freschi, lavali e asciugali per bene, quindi congelali per almeno 4-6 ore prima di preparare il gelato.

2. In un frullatore o mixer ad alta potenza, combina i mirtilli congelati, lo yogurt senza lattosio, il miele e l'estratto di vaniglia.

3. Frulla fino a ottenere una consistenza cremosa e omogenea. Se la miscela risulta troppo spessa, puoi aggiungere un po' di latte vegetale per facilitare la frullatura.

4. Assaggia e aggiusta la dolcezza secondo le tue preferenze.

5. Trasferisci il gelato in un contenitore ermetico e congela per almeno 2-3 ore prima di servire.

6. Quando sei pronto per servire, lascia il gelato a temperatura ambiente per circa 10 minuti per ammorbidirlo, quindi usa una paletta per gelato per porzionare.

Valori Nutrizionali (per porzione): Calorie: 120 / Proteine: 3g / Carboidrati: 25g / Grassi: 2g / Fibre: 2g /Zuccheri: 20g

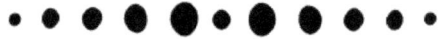

Torta di Carote e Mandorle

Porzioni: 8 / **Tempo di preparazione:** 20 minuti / **Cottura:** 40 minuti

Ingredienti:

- Carote fresche, grattugiate - 200g

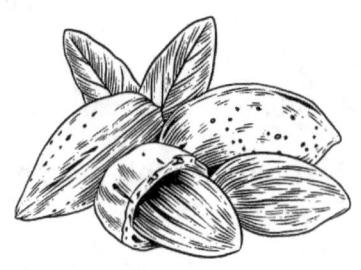

- Farina di mandorle - 200g

- Uova - 3

- Olio di cocco fuso (o altro olio vegetale di tua scelta) - 100ml

- Zucchero di canna o sciroppo d'agave - 100g

- Essenza di vaniglia - 1 cucchiaino

- Lievito in polvere per dolci - 1 cucchiaino

- Un pizzico di sale

- Cannella - 1/2 cucchiaino (facoltativo)

- Scorza di limone grattugiata - 1 cucchiaino (facoltativo)

Istruzioni:

1. Preriscalda il forno a 180°C e foderare una teglia rotonda con carta da forno.

2. In una ciotola, mescola insieme le carote grattugiate e la farina di mandorle.

3. In un'altra ciotola, sbatti le uova con lo zucchero (o sciroppo d'agave) fino a ottenere un composto spumoso.

4. Aggiungi lentamente l'olio di cocco fuso e la vaniglia, continuando a mescolare.

5. Incorpora il mix di carote e mandorle nella ciotola con le uova, aggiungendo poi la cannella, la scorza di limone, il lievito e il sale. Mescola fino ad ottenere un composto omogeneo.

6. Versa il composto nella teglia e livella con una spatola.

7. Inforna per 35-40 minuti o fino a quando uno stuzzicadenti inserito nel centro della torta esce pulito.

8. Lascia raffreddare completamente prima di servire.

Valori nutrizionali per porzione: Calorie: 240 / Grassi: 14g / Carboidrati: 22g / Proteine: 6g / Fibre: 4g

Note: Questa torta è naturalmente senza glutine grazie all'uso della farina di mandorle. È anche relativamente bassa in zuccheri, a seconda del dolcificante scelto. Le carote aggiungono umidità e un sapore dolce naturale, mentre le mandorle offrono una base nutriente e saziante.

Creme Caramel senza Lattosio

Porzioni: 6 / **Tempo di preparazione:** 20 minuti / **Cottura:** 45 minuti + tempo di raffreddamento

Ingredienti:

- 500 ml di latte di mandorla (o latte di cocco)

- 4 uova grandi

- 120 gr di zucchero di canna

- 1 cucchiaino di estratto di vaniglia

- Un pizzico di sale

Per il caramello:

- 100 gr di zucchero di canna

- 3 cucchiai d'acqua

Istruzioni:

1. In una piccola casseruola, sciogliere i 100 gr di zucchero con l'acqua a fuoco medio-alto. Non mescolare, ma potete muovere leggermente la pentola per distribuire il calore. Cuocere fino a quando lo zucchero si trasforma in un caramello dorato (circa 10 minuti). Versare immediatamente il caramello nelle forme individuali per creme caramel, ruotandole per coprire uniformemente il fondo.

2. Preriscalda il forno a 160°C. In una ciotola, sbattere le uova con i 120 gr di zucchero. Aggiungere il latte di mandorla, l'estratto di vaniglia e il pizzico di sale. Mescolare fino a quando il composto è liscio.

3. Versare con cura il composto nelle forme sopra il caramello.

4. Piazzare le forme in una teglia grande. Versare acqua calda nella teglia fino a raggiungere metà altezza delle forme.

5. Cuocere nel forno per circa 45 minuti o finché la crema è fissata ma ancora leggermente tremolante al centro.

6. Rimuovere le forme dall'acqua e lasciarle raffreddare. Una volta raffreddate, coprire e refrigerare per almeno 4 ore o durante la notte.

7. Prima di servire, passare un coltello lungo il bordo delle forme per aiutare a sformare il creme caramel sui piatti.

Valori nutrizionali per porzione: Calorie: 180 / Proteine: 5 g / Carboidrati: 30 g / Grassi: 5 g / Fibre: 0.5 g (Calcolati usando latte di mandorla)

Note: La versione senza lattosio del creme caramel conserva la stessa texture morbida e vellutata della ricetta tradizionale. Se si preferisce una consistenza più cremosa, è possibile utilizzare il latte di cocco.

Tiramisù Light

Porzioni: 8 / **Tempo di preparazione:** 20 minuti / **Tempo di riposo:** 2 ore in frigo

Ingredienti:

- 200 gr di mascarpone senza lattosio (o ricotta magra)

- 3 uova grandi (tuorli e albumi separati)

- 80 gr di zucchero semolato

- 1 cucchiaino di estratto di vaniglia

- 200 ml di caffè freddo

- 1 cucchiaio di cacao amaro in polvere (per guarnire)

- 16 savoiardi (preferibilmente senza lattosio e zuccheri aggiunti)

- Un pizzico di sale

Istruzioni:

1. In una ciotola, montare i tuorli d'uovo con lo zucchero fino a ottenere un composto chiaro e spumoso.

2. Aggiungere il mascarpone senza lattosio o la ricotta e l'estratto di vaniglia, mescolando fino a ottenere una crema omogenea.

3. In un'altra ciotola, montare gli albumi con un pizzico di sale fino

a formare delle chiare a neve ben ferme.

4. Incorporare delicatamente le chiare montate al composto di mascarpone, mescolando con movimenti dall'alto verso il basso.

5. Immergere rapidamente i savoiardi nel caffè freddo e disporli sul fondo di una teglia.

6. Stendere metà della crema di mascarpone sopra i savoiardi. Ripetere con un altro strato di savoiardi e crema.

7. Coprire e refrigerare per almeno 2 ore.

8. Prima di servire, spolverare con cacao amaro in polvere.

Valori nutrizionali per porzione:

Calorie: 250 / Proteine: 6 g / Carboidrati: 28 g / Grassi: 12 g / Fibre: 1 g

Tartellette di Mele e Cardamomo

Porzioni: 6 / **Tempo di preparazione**: 30 minuti / **Cottura**: 20 minuti

Ingredienti:

- Pasta brisée pronta: 1 rotolo

- Mele: 3, sbucciate e tagliate a fettine sottili

- Cardamomo in polvere: 1 cucchiaino

- Zucchero di canna: 2 cucchiai

- Burro: 30g

- Succo di limone: 1 cucchiaio

Istruzioni:

1. Pre-riscalda il forno a 180°C.

2. Srotola la pasta brisée e ritaglia dei cerchi che andranno a rivestire 6 stampi da tartelletta.

3. Pica il fondo delle tartellette con una forchetta per evitare che si gonfino durante la cottura.

4. In una padella, fai sciogliere il burro e aggiungi le fettine di mela, lo zucchero di canna e il cardamomo in polvere. Mescola delicatamente.

5. Lascia cuocere per circa 5 minuti o finché le mele non iniziano a diventare tenere. Spruzza con il succo di limone e mescola nuovamente.

6. Riempire ogni tartelletta con la miscela di mele e cardamomo.

7. Inforna e cuoci per circa 20 minuti o fino a quando le tartellette sono dorate.

8. Lascia raffreddare prima di servire.

Valori nutrizionali per porzione: Calorie: 240 / Proteine: 3g / Carboidrati: 35g / Grassi: 10g / Fibre: 2g / Zuccheri: 12g

Sorbetto al Limone

Porzioni: 4 / **Tempo di preparazione:** 10 minuti / **Tempo di congelamento:** 3-4 ore

Ingredienti:

- Succo di 4 limoni (circa 200 ml)

- 100 ml di sciroppo d'agave (o altro dolcificante a piacere)

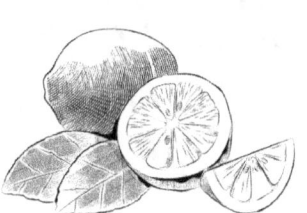

- 500 ml di acqua

- Scorza di 1 limone (opzionale, ma conferisce un sapore extra)

Istruzioni:

1. In una ciotola, combina il succo di limone con lo sciroppo d'agave. Mescola bene.

2. Se stai usando la scorza di limone, assicurati che sia finemente grattugiata e aggiungila alla miscela.

3. Versa l'acqua nella ciotola e mescola fino a quando tutto è ben combinato.

4. Trasferisci la miscela in una teglia e copri con pellicola trasparente.

5. Metti nel freezer per circa 3-4 ore. Ogni ora, mescola con una forchetta per rompere i cristalli di ghiaccio e rendere il sorbetto più morbido.

6. Una volta pronto, lascia il sorbetto fuori dal freezer per circa 10 minuti prima di servire, per renderlo più malleabile.

7. Servi in piccole porzioni.

Valori Nutrizionali per Porzione: Calorie: 100 kcal / Carboidrati: 25g / Proteine: 0.5g / Grassi: 0.1g / Fibre: 0.2g

Torta di Riso e Cocco

Porzioni: 8 / **Tempo di preparazione:** 20 minuti / **Cottura:** 45 minuti

Ingredienti:

- 200 g di riso per dolci (riso glutinoso o riso per risotto)
- 500 ml di latte di cocco
- 50 g di zucchero di cocco o sciroppo d'agave (o altro dolcificante a piacere)
- 50 g di cocco disidratato
- 1 cucchiaino di essenza di vaniglia
- Una presa di sale
- Olio di cocco o burro per ungere la teglia

Istruzioni:

1. In una pentola grande, cuoci il riso secondo le istruzioni sulla confezione. Di solito, il riso per dolci richiede più acqua e tempo di cottura rispetto al riso normale.

2. Una volta cotto, scola il riso e mettilo da parte.

3. In una pentola separata, riscalda il latte di cocco insieme allo zucchero di cocco o sciroppo d'agave, l'essenza di vaniglia e il sale. Mescola bene fino a quando lo zucchero non si è completamente sciolto.

4. Aggiungi il riso cotto al latte di cocco e mescola bene. Lascia cuocere a fuoco basso per 5-10 minuti, o fino a quando il composto diventa denso.

5. Pre-riscalda il forno a 180°C.

6. Ungi una teglia rotonda con olio di cocco o burro e versa il composto di riso e cocco al suo interno.

7. Cospargi la superficie con il cocco disidratato.

8. Cuoci in forno per 35-40 minuti, o fino a quando la torta ha preso un colore dorato e si è rassodata.

9. Lascia raffreddare prima di servire.

Valori Nutrizionali per Porzione: Calorie: 280 kcal / Carboidrati: 38g / Proteine: 3g / Grassi: 12g / Fibre: 2g

Note: La torta di riso e cocco è un dolce delicato e naturalmente senza glutine. Grazie al basso contenuto di fibre e all'uso del latte e dello zucchero di cocco, è generalmente ben tollerata da chi ha il Morbo di Crohn. Il cocco è noto per le sue proprietà anti-infiammatorie, che possono beneficiare chi convive con malattie infiammatorie croniche.

Pere al Forno con Cannella e Miele

Porzioni: 4 / **Tempo di preparazione:** 15 minuti / **Cottura:** 25-30 minuti

Ingredienti:

- 4 pere mature ma ancora sode (come le pere Abate o Conference)

- 2 cucchiai di miele (preferibilmente biologico e crudo)

- 1/2 cucchiaino di cannella in polvere

- 1/4 di cucchiaino di noce moscata (opzionale)

- 4 cucchiai d'acqua

- Scorza grattugiata di 1 limone (opzionale, per un tocco in più di freschezza)

- Una manciata di noci o mandorle tritate (opzionale, per un po' di croccantezza)

Istruzioni:

1. Preriscalda il forno a 180°C.

2. Taglia le pere a metà e rimuovi il torsolo.

3. Posiziona le pere, con la parte tagliata rivolta verso l'alto, in una teglia da forno.

4. In una piccola ciotola, mescola il miele, la cannella, la noce moscata e la scorza di limone.

5. Spennella questo mix sulle pere.

6. Versa l'acqua nella teglia (aiuterà le pere a cuocere e non bruciare sul fondo).

7. Inforna per circa 25-30 minuti o finché le pere sono tenere ma non sfatte.

8. Durante la cottura, puoi cospargere le pere con il succo formatosi nel fondo della teglia, per mantenerle umide.

9. Una volta cotte, le pere possono essere cospargere con noci o mandorle tritate, per aggiungere una croccantezza contrastante.

Valori nutrizionali per porzione: Calorie: 150 / Proteine: 1g / Carboidrati: 38g / Fibre: 6g / Zuccheri: 28g / Grassi: 0,5g

Note: Le pere al forno sono un dessert delicato e non eccessivamente dolce. Sono anche una buona fonte di fibre, che possono aiutare la digestione, ma è importante assicurarsi che non causino irritazione, soprattutto in fase acuta del Morbo di Crohn.

Muffin alla Zucca e Cannella

Porzioni: 12 / **Tempo di preparazione**: 20 minuti / **Cottura**: 25 minuti

Ingredienti:

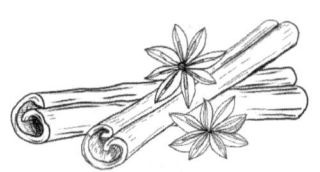

- Zucca (cotta e fatta in purea): 200g

- Farina senza glutine (o farina di riso): 250g

- Uova: 2

- Olio d'oliva extravergine (o olio di cocco): 100ml

- Zucchero di canna (o miele): 100g

- Cannella in polvere: 1 cucchiaino

- Bicarbonato di sodio: 1/2 cucchiaino

- Lievito per dolci senza glutine: 1 cucchiaino

- Sale: un pizzico

- Noci tritate (facoltativo): 50g

Istruzioni:

1. Preriscalda il forno a 180°C e prepara uno stampo per muffin rivestendo ogni alloggiamento con delle formine di carta.

2. In una ciotola, mescola la farina, la cannella, il bicarbonato di sodio, il lievito e il sale.

3. In un'altra ciotola, sbatti le uova con lo zucchero fino a quando non diventano chiare e spumose. Aggiungi l'olio e la purea di zucca e mescola bene.

4. Incorpora gli ingredienti secchi agli ingredienti umidi e mescola fino a quando il composto non presenta grumi. Se desideri, aggiungi le noci tritate.

5. Distribuisci l'impasto nelle formine per muffin, riempiendole per 3/4.

6. Cuoci nel forno preriscaldato per circa 20-25 minuti o fino a quando, inserendo uno stuzzicadenti al centro di un muffin, questo esce pulito.

7. Lascia raffreddare i muffin nello stampo per 5 minuti, poi trasferiscili su una griglia e lasciali raffreddare completamente.

Valori nutrizionali per porzione: Calorie: 190 / Proteine: 3g / Carboidrati: 30g / Grassi: 7g / Fibre: 2g / Zuccheri: 15g

Gelatina di Frutta al Tè Verde

Porzioni: 6 / **Tempo di preparazione**: 15 minuti / **Tempo di riposo**: 3 ore (per il rassodamento)

Ingredienti:

- Tè verde: 500 ml (già fatto e raffreddato)

- Frutta fresca a scelta (kiwi, fragole, mango, etc.): 200g

- Gelatina in fogli: 6 fogli (o agar agar per una versione vegetariana/vegana)

- Miele: 2 cucchiai (facoltativo per dolcificare)
- Fette di limone: 1-2 per guarnire

Istruzioni:

1. Prepara il tè verde come di consueto e lascialo raffreddare. Se si desidera una gelatina più dolce, aggiungi il miele al tè caldo e mescola finché non si dissolve completamente.

2. Metti la gelatina in fogli in una ciotola di acqua fredda per 5 minuti o finché non diventa morbida.

3. Scola la gelatina e strizzala leggermente per eliminare l'acqua in eccesso.

4. Scaldi una piccola quantità di tè verde (circa 50 ml) in un pentolino e sciogli la gelatina ammollata, mescolando continuamente fino a quando non si dissolve completamente.

5. Combina il tè verde con la gelatina sciolta e mescola bene.

6. Taglia la frutta in pezzi piccoli o a fettine e distribuiscila in 6 bicchieri o ciotole.

7. Versa il tè verde sopra la frutta in ciascun bicchiere.

8. Lascia raffreddare e metti in frigorifero per almeno 3 ore, o finché la gelatina non si è rassodata.

9. Guarnisci con una fetta di limone prima di servire.

Valori nutrizionali per porzione: Calorie: 40 / Proteine: 2g / Carboidrati: 8g / Grassi: 0g / Fibre: 1g / Zuccheri: 6g

Note: Questa gelatina è rinfrescante e leggera. Il tè verde ha proprietà antiossidanti e può aiutare nella digestione. Si può variare la frutta in base alla stagione e alle proprie preferenze.

Le Bevande

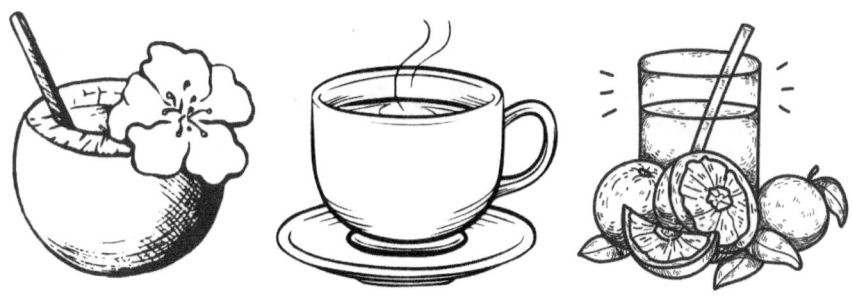

S e ci pensate, le bevande hanno un ruolo fondamentale nella nostra vita quotidiana. Dalla tazza di tè o caffè che molti di noi scelgono per iniziare la giornata, alle tisane rilassanti che sorseggiamo prima di coricarci, le bevande accompagnano spesso i nostri momenti di pausa, riflessione e condivisione.

Nel contesto di una dieta equilibrata, ciò che scegliamo di bere può influenzare non solo il nostro apporto calorico, ma anche la nostra digestione, l'idratazione e il benessere generale. E, come potete immaginare, per chi convive con il morbo di Crohn, la scelta delle bevande assume un'importanza ancora maggiore.

L'alcool, ad esempio, nonostante sia una componente centrale nella nostra tradizione, non è l'ideale per la salute. Consumato in eccesso o con frequenza, può portare a una serie di problemi di salute, tra cui danni al fegato, aumento del rischio di alcune malattie e potenziale dipendenza. Ma per chi soffre di malattie come il morbo di Crohn, gli alcolici possono anche esacerbare i sintomi. L'alcol può infatti irritare la mucosa intestinale, potenziando l'infiammazione e generando ulteriori disagi.

Quindi, se la parola d'ordine generale è "moderazione", per chi ha il morbo di Crohn potrebbe essere "precauzione". Ma non temete: anche evitando o riducendo gli alcolici, c'è un mondo vasto e delizioso di bevande analcoliche da scoprire, che possono offrire sapore, comfort e, in alcuni casi, benefici nutrizionali. Questo capitolo vi guiderà attraverso una selezione di queste opzioni, ideali per mantenere la vostra idratazione e salute intestinale nel modo più saporito possibile.

Tisana alla camomilla

Porzioni: 1 tazza / **Tempo di preparazione:** 5 minuti / **Cottura:** 5 minuti

Ingredienti:

- Fiori secchi di camomilla: 2 cucchiaini

- Acqua: 1 tazza (250 ml)

- Miele (opzionale): 1 cucchiaino

- Fettina di limone (opzionale)

Istruzioni:

1. Porta a ebollizione l'acqua in un bollitore o in una piccola pentola.

2. Una volta che l'acqua bolle, spegni il fuoco.

3. Metti i fiori secchi di camomilla in una teiera o in una tazza.

4. Versa l'acqua bollente sopra i fiori di camomilla.

5. Copri e lascia in infusione per 5 minuti.

6. Filtra la tisana in una tazza, eliminando i fiori.

7. Se lo desideri, puoi aggiungere un cucchiaino di miele o una fettina di limone per dare un tocco in più al sapore.

Valori nutrizionali per porzione: Calorie: 2 kcal / Carboidrati: 0,5g / Proteine: 0g / Grassi: 0g / Fibre: 0g / Zuccheri: 0,5g (se si aggiunge miele)

Note: La camomilla è spesso consigliata per i suoi effetti calmanti sul sistema digestivo. È particolarmente adatta per le persone affette dal morbo di Crohn in quanto può aiutare a ridurre l'infiammazione e calmare eventuali spasmi intestinali. È inoltre una bevanda priva di caffeina, quindi non causerà agitazione o insonnia.

Smoothie di mela, carota e zenzero

Porzioni: 1 / **Tempo di preparazione**: 10 minuti

Ingredienti:

- 1 mela grande, sbucciata e tagliata a pezzi

- 2 carote medie, pulite e tagliate a rondelle

- 1 pezzetto di zenzero fresco di circa 2 cm, pelato

- 200 ml di acqua o latte di mandorle non zuccherato (a seconda delle preferenze)

- 1 cucchiaino di miele (opzionale, per dolcificare)

- Ghiaccio (opzionale, per un smoothie più fresco)

Istruzioni:

1. Inizia preparando gli ingredienti: lava la mela e le carote, quindi sbuccia e taglia come indicato.

2. In un frullatore, metti la mela, le carote e lo zenzero.

3. Aggiungi l'acqua o il latte di mandorle.

4. Se lo desideri, puoi aggiungere un cucchiaino di miele per un tocco dolce in più o del ghiaccio per un smoothie più rinfrescante.

5. Frulla il tutto fino a ottenere una consistenza liscia.

6. Versa in un bicchiere e bevi immediatamente.

Valori Nutrizionali per porzione: Calorie: 150 kcal / Proteine: 2 g / Carboidrati: 38 g (di cui zuccheri 27g / Grassi: 1 g / Fibre: 6 g

Nota: La combinazione di mela, carota e zenzero non solo offre una deliziosa miscela di sapori, ma fornisce anche una dose di vitamine, minerali e antiossidanti.

Acqua di cocco

Porzioni: 1 / **Tempo di preparazione:** 5 minuti (se si usa l'acqua di cocco pronta)

Ingredienti:

- Acqua di cocco fresca da 1 cocco (o 250 ml di acqua di cocco acquistata).

- Fettina di limone (opzionale).

- Cubetti di ghiaccio (opzionale).

Istruzioni:

1. Se stai usando un cocco fresco, inizia facendo un foro nella parte

superiore del cocco. Puoi utilizzare un cacciavite pulito e un martello per fare ciò.

2. Versa l'acqua di cocco in un bicchiere attraverso un colino per rimuovere eventuali frammenti.

3. Aggiungi la fettina di limone e i cubetti di ghiaccio, se desiderato.

4. Servi fresco e goditi!

Valori nutrizionali per porzione: Calorie: 46 / Grassi: 0.5g / Carboidrati: 8.9g / Zuccheri: 6.3g / Proteine: 1.7g / Sodio: 252mg / Potassio: 600mg

Note: L'acqua di cocco è una bevanda idratante naturale ricca di elettroliti come il potassio. È bassa in calorie e grassi e può essere una scelta idratante per chi ha il morbo di Crohn, specialmente durante o dopo episodi di diarrea.

Infuso di zenzero e limone

Porzioni: 2 / **Tempo di preparazione**: 10 minuti

Ingredienti:

- Zenzero fresco: 5 cm di radice

- 1 limone (preferibilmente biologico)

- Miele (facoltativo): 1-2 cucchiaini

- Acqua: 500 ml

Istruzioni:

1. Lavare accuratamente il limone e tagliarlo a fette sottili.

2. Pelare lo zenzero e tagliarlo a fettine o grattugiarlo.

3. Portare l'acqua a ebollizione in un bollitore o in una pentola.

4. Una volta che l'acqua bolle, versarla in una teiera o in una caraffa resistente al calore.

5. Aggiungere le fettine di zenzero e di limone all'acqua bollente.

6. Coprire e lasciare in infusione per 5-10 minuti.

7. Filtrare l'infuso in tazze.

8. Se desiderato, aggiungere miele per dolcificare e mescolare bene.

Valori nutrizionali per porzione (senza miele): Calorie: 10 / Carboidrati: 2,5g / Proteine: 0,2g / Grassi: 0,1g / Fibre: 0,5g

Note: Lo zenzero è noto per le sue proprietà anti-infiammatorie e può aiutare a ridurre i sintomi di gonfiore e disagio. Il limone, oltre a fornire vitamina C, aiuta a rinfrescare e dare sapore. Questa bevanda può essere particolarmente utile durante i periodi di flare-up, ma come sempre, se si notano reazioni indesiderate, è meglio interrompere il consumo.

Succo di Mela Diluito

Porzioni: 2 / **Tempo di preparazione**: 10 minuti

Ingredienti:

- Mela fresca: 1 grande o 2 piccole

- Acqua fredda: 500 ml

- Un pizzico di cannella o zenzero in polvere per un tocco di sapore in più (opzionale)

Istruzioni:

1. Lavare accuratamente la mela e, se preferisci, sbucciarla. Nel caso di mela biologica, è consigliabile mantenere la buccia per i benefici nutrizionali aggiuntivi.

2. Tagliare la mela a pezzetti e rimuovere il torsolo.

3. Usando un estrattore di succo o un frullatore, estrarre il succo dalla mela. Se stai usando un frullatore, potresti dover aggiungere un po' d'acqua per aiutare il processo.

4. Filtrare il succo con un colino per rimuovere eventuali pezzi di mela rimasti.

5. In un bicchiere grande, mescola il succo di mela estratto con l'acqua fredda. Se desideri, aggiungi un pizzico di cannella o zenzero in polvere e mescola bene.

6. Servire immediatamente, aggiungendo eventualmente qualche cubetto di ghiaccio se preferisci una bevanda più fresca.

Valori nutrizionali per porzione: Calorie: 50 / Carboidrati: 13g / Proteine: 0.2g / Grassi: 0.3g / Fibre: 2g

Note: Il succo di mela tende ad avere un alto contenuto di zuccheri naturali. Diluire il succo con acqua aiuta a ridurre l'apporto di zuccheri per porzione, rendendo la bevanda più tollerabile per chi convive col Crohn.

Spremuta di Melone

Porzioni: 2 | **Tempo di preparazione:** 10 minuti

Ingredienti:

- 1 melone medio (preferibilmente cantalupo o nettarino, ben maturo)

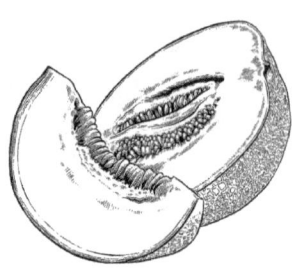

- Ghiaccio (opzionale)

- Foglie di menta fresca per guarnire (opzionale)

- Un pizzico di sale (aiuta a esaltare il sapore e a reintegrare i sali minerali)

Istruzioni:

1. Tagliare il melone a metà e rimuovere i semi con un cucchiaio.

2. Con un cucchiaio o uno scavino, rimuovere la polpa del melone e metterla in un mixer o frullatore.

3. Frullare fino ad ottenere una consistenza liscia e omogenea. Se preferisci una consistenza più liquida, puoi aggiungere un po' d'acqua fredda.

4. Se preferisci una bevanda più fresca, aggiungi ghiaccio e frulla nuovamente.

5. Servire in bicchieri freddi, guarnire con una foglia di menta e un pizzico di sale.

Valori nutrizionali per porzione: Calorie: 60 | Carboidrati: 15g | Proteine: 1g | Grassi: 0g | Fibre: 1g

Note: Il melone è un frutto ricco d'acqua e quindi estremamente idratante, ideale per reintegrare i liquidi, soprattutto nelle calde giornate estive. Inoltre, è basso in calorie e ricco di vitamine come la vitamina A e C.

Frullato di banana e yogurt naturale

Porzioni: 1 / **Tempo di preparazione:** 5 minuti

Ingredienti:

- 1 banana matura
- 200 ml di yogurt naturale (non zuccherato)
- 1 cucchiaino di miele (opzionale, per dolcificare)
- Ghiaccio (opzionale, per un frullato più fresco)
- Una spolverata di cannella (opzionale, per un tocco di sapore in più)

Istruzioni:

1. Sbuccia la banana e tagliala a rondelle.
2. In un frullatore, aggiungi la banana e lo yogurt naturale.
3. Se lo desideri, puoi aggiungere un cucchiaino di miele per un tocco di dolcezza o qualche cubetto di ghiaccio per rendere il frullato più rinfrescante.
4. Se ti piace, aggiungi anche una spolverata di cannella per un aroma speziato.
5. Frulla tutto fino a ottenere una consistenza cremosa e liscia.
6. Versa in un bicchiere e gusta immediatamente.

Valori Nutrizionali per porzione: Calorie: 230 kcal / Proteine: 8 g / Carboidrati: 42 g (di cui zuccheri 28g) / Grassi: 4 g / Fibre: 3 g

Decotto di finocchio

Porzioni: 2 tazze / **Tempo di preparazione:** 5 minuti / **Cottura:** 15-20 minuti

Ingredienti:

- Semi di finocchio: 2 cucchiaini

- Acqua: 500 ml

Istruzioni:

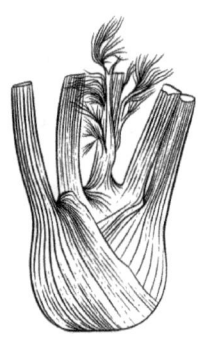

1. In una casseruola, versa l'acqua e aggiungi i semi di finocchio.

2. Porta l'acqua a ebollizione su fuoco medio.

3. Una volta raggiunto il bollore, riduci la fiamma e lascia sobbollire per circa 15-20 minuti, o finché l'acqua non ha assunto un leggero colore ambrato.

4. Togli dal fuoco e filtra il decotto per rimuovere i semi di finocchio.

5. Versa in tazze e serve caldo.

Valori nutrizionali per porzione: Calorie: 7 / Carboidrati: 1g / Proteine: 0g / Grassi: 0g / Fibre: 0.5g

Note: Il finocchio è tradizionalmente conosciuto per le sue proprietà digestive e anti-gonfiore. Questo decotto, in particolare, può aiutare a ridurre il gonfiore e la formazione di gas, due sintomi spesso associati al morbo di Crohn. La bevanda è leggera e può essere consumata anche prima di coricarsi.

Latte di mandorle fatto in casa

Porzioni: 4 / **Tempo di preparazione**: 10 minuti / **Ammollo**: 12 ore

Ingredienti:

- 200g di mandorle sgusciate

- 1 litro d'acqua per la preparazione + acqua per l'ammollo

- Opzionale: 1 cucchiaino di estratto di vaniglia o 1-2 datteri Medjool per dolcificare

Istruzioni:

1. Mettere le mandorle in una ciotola e coprirle con acqua. Lasciarle in ammollo per almeno 12 ore. Questo rende le mandorle più morbide e, quindi, più facili da frullare.

2. Dopo l'ammollo, scolare e risciacquare le mandorle sotto acqua corrente fredda.

3. In un frullatore, combinare le mandorle e 1 litro d'acqua. Frullare alla massima velocità per 2 minuti. La miscela dovrebbe diventare fine e bianca.

4. Versare la miscela attraverso un panno da formaggio o un filtro a maglie molto fini messo sopra una ciotola. Spremere e premere con le mani per estrarre il latte.

5. Puoi aggiungere l'estratto di vaniglia o i datteri frullati per dolcificare.

6. Trasferire il latte in una bottiglia o caraffa chiusa. Si conserva in frigorifero fino a due giorni. Agitare bene prima di bere, dato che potrebbe separarsi col tempo.

Valori Nutrizionali per Porzione: Calorie: 30-50 (a seconda dei dolcificanti aggiunti) / Proteine: 1g / Grassi: 2.5g / Carboidrati: 1-3g / Fibra: 0.5g

Note: Il latte di mandorle è una bevanda leggera e nutriente. È particolarmente adatto per coloro che hanno il morbo di Crohn poiché non contiene lattosio, che può essere difficile da digerire per alcune persone affette dalla malattia. Inoltre, è una fonte di vitamine e minerali. Puoi utilizzare il latte di mandorle in molte ricette al posto del latte tradizionale.

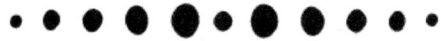

Smoothie di mango e zenzero

Porzioni: 1 / **Tempo di preparazione**: 5 minuti

Ingredienti:

- 1 mango maturo, sbucciato e tagliato a pezzetti
- 1 cucchiaino di zenzero fresco grattugiato
- 1/2 tazza di latte di mandorle o altro latte vegetale
- 1 cucchiaio di miele (opzionale)

Istruzioni:

1. Metti il mango, lo zenzero, il latte di mandorle e il miele (se lo usi) nel frullatore.

2. Frulla fino a ottenere una consistenza liscia e cremosa. Se lo smoothie è troppo denso per i tuoi gusti, aggiungi un po' più di latte di mandorle.

3. Versa lo smoothie in un bicchiere e servi immediatamente.

Valori nutrizionali: Calorie: 210 / Proteine: 3g / Carboidrati: 46g / Grassi: 3g / Fibre: 5g

Note: Lo zenzero è noto per le sue proprietà anti-infiammatorie e può aiutare a lenire il sistema digestivo.

Tè verde (non troppo forte)

Porzioni: 1 / **Tempo di preparazione:** 10 minuti

Ingredienti:

- 1 bustina di tè verde o 1 cucchiaino di foglie di tè verde essiccate.

- 250 ml di acqua.

- Fetta di limone (opzionale).

- Miele (opzionale, per dolcificare).

Istruzioni:

1. Porta l'acqua a ebollizione in un bollitore o in una pentola.

2. Una volta raggiunto il bollore, lascia raffreddare l'acqua per un paio di minuti per evitare di scottare le foglie del tè, che potrebbe rilasciare amarezza eccessiva.

3. Versa l'acqua calda in una tazza e aggiungi la bustina o le foglie di tè verde.

4. Lascia in infusione per circa 1-3 minuti. Controlla il colore e la forza del tè e regola il tempo di infusione in base alle tue preferenze. Per un tè più delicato, infondi per meno tempo.

5. Se stai usando foglie di tè essiccate, filtra il tè prima di bere.

6. Se lo desideri, puoi aggiungere una fetta di limone o un cucchiaino

di miele per dolcificare.

Valori nutrizionali per porzione: Calorie: 2 (senza miele) / Carboidrati: 0,7g / Proteine: 0,1g / Grassi: 0g / Fibre: 0g

Note: Il tè verde è noto per le sue proprietà antiossidanti e può essere una bevanda lenitiva. Tuttavia, contiene caffeina (anche se in quantità inferiore rispetto al caffè o al tè nero). Per chi soffre di Morbo di Crohn, è consigliabile non consumarlo in eccesso e assicurarsi di non essere sensibili alla caffeina. Se riscontri problemi, considera di passare al tè verde decaffeinato.

Frullato di mirtilli e yogurt senza lattosio

Porzioni: 2 / **Tempo di preparazione:** 5 minuti

Ingredienti:

- Mirtilli freschi: 150g

- Yogurt senza lattosio: 250ml

- Miele (opzionale): 1 cucchiaio

- Ghiaccio tritato (opzionale): 1 tazza

- Semi di chia (opzionale): 1 cucchiaio

Istruzioni:

1. Lavare accuratamente i mirtilli sotto acqua fredda.

2. Nel frullatore, aggiungere i mirtilli, lo yogurt senza lattosio e il miele.

3. Se desideri un frullato più fresco e spesso, aggiungi anche il ghiaccio tritato.

4. Frulla il tutto fino a ottenere una consistenza liscia ed omogenea.

5. Versa il frullato in bicchieri e, se lo desideri, cospargi con alcuni semi di chia per una texture extra e un apporto di fibre.

Valori nutrizionali per porzione: Calorie: 145 / Proteine: 4g / Carboidrati: 28g / Grassi: 2.5g / Fibre: 3g

Note: Il mirtilli sono noti per le loro proprietà antiossidanti, e sono spesso ben tollerati da chi soffre di morbo di Crohn, specialmente quando sono frullati, poiché in questo modo diventano più facilmente digeribili. Lo yogurt senza lattosio è una fonte di probiotici che può aiutare nella digestione e nella salute intestinale generale.

Conclusione

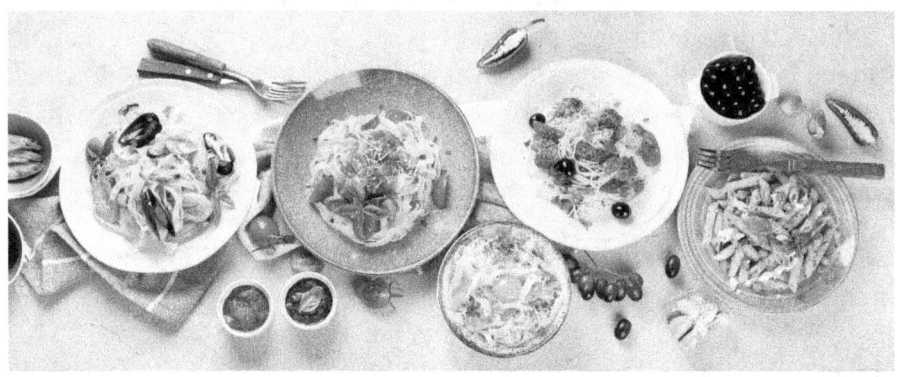

S iamo arrivati al termine di questo percorso culinario, che spero ti abbia fornito gli strumenti necessari per guardare alla tua tavola con occhi nuovi, scoprendo come il cibo possa diventare un prezioso alleato nella gestione del Morbo di Crohn. Ti ho presentato oltre 100 ricette, frutto di anni di sperimentazione, amore per la cucina e desiderio di migliorare la mia qualità di vita, nonostante la malattia. Queste proposte vogliono rappresentare un punto di partenza, un invito a esplorare, sperimentare e, soprattutto, a godere del piacere della tavola in ogni momento della vita.

C'è qualcosa di estremamente rassicurante nel sapere che c'è una comunità, un intero mondo là fuori, che capisce le sfide che affrontiamo ogni giorno e che lavora incessantemente per trovare soluzioni, sia dal punto di vista medico sia da quello gastronomico. Avere il Morbo di Crohn non significa rinunciare ai piaceri della tavola, ma piuttosto riscoprire e reinterpretare in modo nuovo e consapevole le nostre abitudini alimentari.

Vorrei ribadire, però, un aspetto fondamentale. Anche se queste ricette sono state pensate e testate con cura, ognuno di noi è unico. Le reazioni ai cibi possono variare da persona a persona, e ciò che fa bene a me potrebbe non essere ideale per te. Perciò, è essenziale approcciarsi a ogni nuova ricetta o ingrediente con cautela, ascoltando il proprio corpo e monitorando eventuali reazioni. Nelle fasi in cui la malattia è più attiva, ti raccomando di procedere con particolare attenzione e, in caso di dubbi, di consultarti sempre con il tuo gastroenterologo di fiducia.

Questo libro vuole essere non solo un ricettario, ma un invito alla condivisione, alla scoperta di come il cibo possa diventare una medicina per l'anima e il corpo. La mia speranza è che tu possa trovare ispirazione in queste pagine e che esse possano accompagnarti nel tuo percorso di benessere, ricordandoti che non sei solo e che, con le giuste scelte, il cibo può davvero diventare un alleato e non un nemico.

Con gratitudine, ti auguro una vita piena di salute e di indimenticabili momenti golosi. Ricorda sempre di goderti ogni boccone, di celebrare i piccoli successi e di abbracciare la meravigliosa avventura che è la vita, con tutti i suoi alti e bassi. Buon appetito!

Grazie!

G entile lettore,

prima di tutto, desidero ringraziarti per aver scelto e letto questo libro. Vivere con il Morbo di Crohn è una sfida che conosco bene e la realizzazione di questo libro è stata un viaggio di scoperta e consapevolezza su come l'alimentazione può diventare un nostro alleato.

Come avrai notato, abbiamo fatto alcune scelte editoriali mirate, come quella relativa alle immagini, per garantire un prezzo accessibile a tutti. Crediamo fermamente che le informazioni su come gestire la propria salute attraverso l'alimentazione debbano essere accessibili a tutti, perché il benessere non dovrebbe mai essere considerato un lusso.

Se questo libro ti ha fornito spunti utili o ti ha aiutato in qualche modo, sarei onorato se potessi dedicare cinque minuti del tuo tempo per lasciare una recensione positiva su Amazon. È un piccolo gesto, ma significa molto per un autore come me e può aiutarmi a raggiungere altre persone che vivono la nostra condizione.

Con affetto e gratitudine,

Alberto Ricci

Risorse Utili Online

Questa sezione contiene link utili per rimanere sempre aggiornati sul morbo di Crohn e per avere la possibilità di scambiare informazioni e confrontarsi con altre persone che vivono la stessa condizione. In questo modo, potrai accedere a risorse preziose che potranno aiutarti ad affrontare al meglio la malattia.

In Italiano

Il **forum Crohn Club** è un'area di discussione dedicata ai malati di Crohn e Colite Ulcerosa. Gli utenti possono trovare sezioni di discussione su vari argomenti correlati alla malattia, come le storie personali e i problemi quotidiani, le terapie mediche e chirurgiche ufficiali o eventuali rimedi alternativi, l'alimentazione, le modalità di diagnosi, i centri di gastroenterologia, la legge sull'invalidità civile e le agevolazioni previste in vari ambiti.

http://www.crohnclub.it/forum/

AMICI ETS, **Associazione Nazionale** per le Malattie Infiammatorie Croniche dell'Intestino, riunisce adulti e bambini affetti da Colite Ulcerosa e da Malattia di Crohn, i loro familiari e tutti coloro che condividono il valore della salute e il vincolo di solidarietà sociale. Si stima che in Italia le persone affette da tali patologie siano circa 250.000 e 5 milioni in tutto il mondo.

https://amiciitalia.eu/

M.I.Cro, **Malattie Infiammatorie Croniche Intestinali.** Nata nel 2010 nell'ambito dell'allora Unità dipartimentale MICI (*Malattie infiammatorie croniche intestinali*) dell'Ospedale Luigi Sacco- Polo Universitario di Milano, ha la propria sede presso l'Unità Operativa di Gastroenterologia dell'ospedale , da oltre 30 anni uno dei maggiori poli di eccellenza per la cura e lo studio delle MICI.

Lo scopo di M.I.C.R.O Onlus, organizzazione non lucrativa di utilità sociale, è unicamente quello di aiutare i malati di MICI con diverse attività svolte dai propri volontari : dalla raccolta di richieste dei malati da sottoporre alle persone più competenti per dare risposte corrette e puntuali , alla divulgazione di informazioni utili ai pazienti e malati , al supporto ai malati e loro familiari per vivere meglio la malattia e molto altro ancora.

https://www.microibd.it/

In Inglese

La **Crohn's & Colitis Foundation** è un'organizzazione non-profit dedicata alla ricerca delle cure per la malattia di Crohn e la colite ulcerosa, nonché al miglioramento della qualità della vita di bambini e adulti affetti da queste patologie. Fondata nel 1967, la fondazione offre informazioni, risorse e supporto ai pazienti e alle loro famiglie, oltre a promuovere la ricerca scientifica e sostenere programmi educativi per aumentare la consapevolezza sui problemi legati a queste malattie infiammatorie intestinali.

https://www.crohnscolitisfoundation.org/

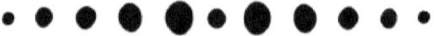

La **Crohn's & Colitis UK** è un'organizzazione che si occupa di migliorare la vita delle persone affette da malattie infiammatorie dell'intestino come il Morbo di Crohn e la colite ulcerosa. Il sito fornisce informazioni su queste condizioni, supporto ai pazienti, un forum per gli utenti, risorse per la gestione della malattia e notizie e aggiornamenti relativi alla ricerca medica.

https://crohnsandcolitis.org.uk/

La **European Crohn's and Colitis Organisation (ECCO)** è un'organizzazione dedicata alla ricerca e alla gestione delle malattie infiammatorie intestinali come il Morbo di Crohn e la colite ulcerosa. Il sito offre diverse risorse e informazioni, tra cui notizie aggiornate sull'organizzazione e le sue attività, abstract relativi alla ricerca scientifica, informazioni sui congressi e workshop svolti da ECCO. Questo sito è un importante punto di riferimento per i professionisti medici e i pazienti che desiderano rimanere aggiornati sulle ultime novità riguardanti le malattie infiammatorie intestinali.

https://www.ecco-ibd.eu/

Un ultimo consiglio ...

Nella mia esperienza, ho compreso quanto sia fondamentale tenere un diario alimentare per chi convive con il Morbo di Crohn. Per questo, vorrei presentarti il diario che ho creato e che trovi su Amazon: uno strumento prezioso per registrare i tuoi pasti e monitorare i sintomi. Ti aiuterà a gestire meglio la tua condizione e migliorare la qualità della tua vita quotidiana. Dedica 120 giorni a te stesso e osserva il cambiamento verso un benessere più consapevole.

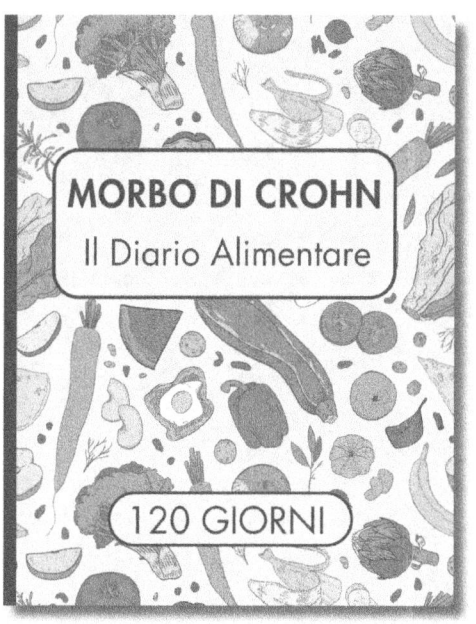

LO TROVI SU AMAZON

www.ingramcontent.com/pod-product-compliance
Lightning Source LLC
Chambersburg PA
CBHW071352120626
46546CB00002B/665